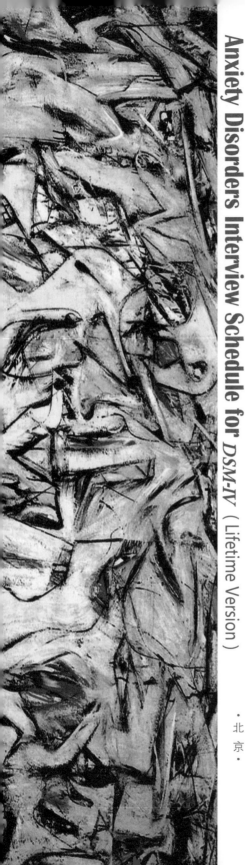

Anxiety Disorders Interview Schedule for *DSM-IV*（Lifetime Version）

有效的疗法
认知行为治疗丛书

主　编　王建平
副主编　张　宁　孙宏伟

U0388680

焦虑障碍晤谈

诊断手册

［美］彼得·A·迪那多（Peter A. DiNardo）
蒂莫西·A·布朗（Timothy A. Brown）
戴维·H·巴洛（David H. Barlow）著

刘兴华　等译

中国人民大学出版社
·北京·

　　当人们遇到问题时，首先会自助，想办法自己解决。然而，事情并不总是那么幸运，很多时候需要借助于外力的支持和帮助，在自助的同时求助。对于求助者来说，最重要的是找到针对自己问题的最适合的解决方法、最好的帮助者或者机构；对于助人者来说，最重要的是获得科学的、实用的、有效的治疗方法，并将其灵活地、个人化地、具体化地应用于求助者。"有效的疗法——认知行为治疗丛书"正是基于这样一个理念来做的。

　　丛书主编戴维·H·巴洛（David H. Barlow）是国际最著名的临床心理学家之一，既有很扎实的理论和研究基础，又有丰富的临床实务经验，是认知行为治疗（CBT）方面的国际顶尖领军人物，其相关著作被翻译成多国文字，在国际临床心理学领域具有广泛和深远的影响。在他的组织和指导下，在某一疾病治疗方面具有丰富经验的优秀的认知行为治疗师都参与了这套丛书的编写。因此，丛书中每本书的作者均为相关方面的杰出学者和治疗师，每本书都是他们的学术成果和临床经验的积累。

　　这套丛书按照问题或者疾病编排，每一种疾病都从两个角度提供帮助：助人者和自助者，即"治疗师指南"和"自助手册"，以期治疗师和来访者共同努力，协同作战，这将会收到意想不到的效果。

　　此套丛书根据患者和临床工作者的需要，还在不断地增编和更新中。目前这套丛书已经有48种，有的已经出了第三版。我们首批翻译出版了其中的17种，以后将会继续跟进。

　　作为这套丛书的引进者和中文译本的主编，我不敢说熟悉这套丛书的每一位作者，但知道绝大多数，部分很熟悉，他们都是值得信任的专家和治疗师。我有幸在巴洛教授的邀请和资助下于2006年9月至2007年8月在波士顿大学临床心理中心（Center for Anxiety and Related Disorders, Boston University）进修访问。这个中心是巴洛教授创立和发展起来的，已经有20多年的历史，在美国的临床心理学领域以及民众中享有很高的声誉，每天都有大量的求助者，有些人甚至要排队等两三个月。我就是在这个中心第一次接触到这套丛书的。在这里，不论是临床工作者还是来访者都是人手一册。看到这套丛书如此广受欢迎，我当时就萌生了将其翻译成中文，介绍给我国的治疗师和求助者的想法。接下来的工作特别是与来访者的互动一再证明，这套书的确像原作者前言中所写的那样，只要选对了适应症，将是非常实用、非常好用、非常有效的。它不仅对来访者有用，对咨询师和治疗师有帮助，对学习心理咨询与临床心理的学生也是非常有用的。

看到这套丛书顺利出版了，我非常高兴，这凝聚着所有参与者的心血，反映了所有参与者对我国心理咨询治疗事业的热情，也表明了所有参与者对我国民众心理健康的关注和爱心。在此，我首先感谢我三年美国之行的第一位导师戴维·H·巴洛的邀请、支持和指导；其次感谢丛书的两位副主编张宁教授和孙宏伟教授，以及我们所指导的研究生的努力工作；最后我要感谢中国人民大学出版社为这套丛书的出版所做的一切。感谢也祝贺我们大家的精诚合作！相信来访者和临床工作者一定会从此套丛书中受益匪浅。

由于时间等原因，翻译过程中难免有错误和用词不当之处，还望使用者谅解；更重要的是非常欢迎使用者（临床工作者和来访者）提出宝贵的意见、建议和批评。我的联系方式是：wjphh@bnu.edu.cn，我会尽快答复您，您的反馈对我们的工作是一个促进。感谢每一位参与的人。

王建平　教授
2009 年 12 月 3 日于北京师范大学

任何的治疗，诊断是居于首位的，这个步骤关系到治疗方案的选取和制定，也影响到治疗的效果。心理障碍诊断的重要性也是如此。而且，心理障碍的诊断由于缺乏客观指标，确诊难度更大。因此，如果有标准化的辅助诊断的工具的话，特别是辅助初学者做诊断，势必能提高诊断的质量。

《焦虑障碍晤谈诊断手册》就是一本用于辅助诊断的工具。在西方，这本晤谈诊断手册应用广泛，在临床心理学研究文献中经常能看到该手册的身影。在美国的许多心理治疗中心，治疗师会依据手册给每一个来访者做诊断访谈，而这本记录了患者资料的手册也成为其治疗档案的重要部分。

必须要说明的是，虽然从题目上看，本手册只是焦虑障碍辅助诊断，但只要翻开书，就会发现它实际还包括了 DSM-IV 轴 I 的其他主要障碍，如抑郁、疑病症、躯体化障碍、物质依赖等，其辅助诊断的对象实际是很广泛的。

本手册从开始翻译至今，我实验室有如下研究生陆续参与了翻译、修改和校订等工作，他们是：邓玉琴、楚玉琴、吴雯、段桂芹、李萌、李敏、张宏宝、韩开雷、王偲偲、李丽娟、孟长治、刘娟、徐宁娟、陈文君，没有他们的认真工作，这本书是出不来的。我本人参与了部分文字的翻译，反复审校全书多次，希望能尽量保证术语准确无误，内容清晰。当然，由于我及我的学生几乎完全是心理学背景，缺乏精神科的知识，翻译水平必然有限，错误和疏漏之处肯定存在，还望专家学者不吝指正！

刘兴华

2009 年 11 月于北京

前　言

　　几年来，医疗保健事业取得了惊人的发展，但也有很多过去已被广为接受的精神卫生和行为医学的干预策略正在受到质疑：它们不仅没有带来益处，甚至可能还有伤害。而另外一些干预策略经过当今最好的实证检验证明是有效的。随之，把这些干预策略更多地推荐给民众的呼声四起。最近的几项发展推动了这场革命。第一，我们对心理病理和生理病理都有了更加深入的理解，使我们能发展出新的、针对性更强的干预策略。第二，研究方法学取得了长足的进步，降低了内部效度和外部效度受到的影响，使研究结果可更加直接地适用于临床情境。第三，各国政府、医疗保健系统和决策者都认为医疗保健质量必须改善，这种改善应该是建立在循证基础上的，而确保医疗保健质量得到改善符合公共利益（Barlow，2004；Institute of Medicine，2001）。

　　当然，对于各国临床工作者来说，主要的障碍是能否获得新的、有循证基础的心理干预方法。研讨会和书籍在帮助那些认真负责的治疗师熟悉这些最新的心理卫生保健措施并将其应用到病人身上等方面作用有限。而"有效的疗法——认知行为治疗丛书"就是专门把这些令人兴奋的新的干预方法介绍给临床一线的治疗师的。

　　这套丛书中的"治疗师指南"和"自助手册"介绍了评估和治疗具体问题的详尽步骤以及各种诊断。本套丛书超脱于其他书籍和手册，还提供类似于督导过程的辅助材料，来指导治疗师在其临床过程中如何实施这些步骤。

　　在我们新兴的医疗保健系统里，越来越多的人认识到：循证实践为医疗保健专业人员提供了最负责任的行动计划。所有行为保健专业人员都深切希望为他们的病人提供尽可能好的诊疗，而这套丛书的目的就是消除人们在知识传播和掌握信息方面的差距，使之成为可能。

戴维·H·巴洛（David H. Barlow）
马萨诸塞州波士顿市

彼得·A·迪那多（Peter A. DiNardo），1974 年从华盛顿大学获得临床心理学博士学位。现为纽约州立大学安尼昂塔学院的心理学教授，自 1982 年以来在压力焦虑障碍中心的恐惧症和焦虑障碍门诊部任顾问。他目前的主要研究兴趣包括 DSM-IV 焦虑障碍诊断的效度及特定恐惧症的病因。

蒂莫西·A·布朗（Timothy A. Brown），1988 年从弗吉尼亚职业心理学大学联盟获得心理学博士学位，已发表了大量关于焦虑障碍的学术文章和书稿章节。他是波士顿大学焦虑及其相关障碍治疗中心副主任、心理学系副教授。同时，他还是美国国家心理健康研究所（NIMH，National Institute of Mental Health）焦虑障碍心理和药物治疗效果评估的顾问，曾经还在使用 DSM-IV 评估和诊断焦虑障碍的大型研究项目中担任顾问。此外，他曾是 DSM-IV 焦虑障碍工作组中广泛性焦虑障碍和混合性焦虑—抑郁障碍分支组员。最近，他的研究主要集中在焦虑障碍的分类、焦虑障碍心理疗法的发展制定和短期及长期效果的评估，以及惊恐障碍和广泛性焦虑障碍的性质和评估等方面。

戴维·H·巴洛（David H. Barlow）于 1969 年从美国佛蒙特大学获得博士学位，他编著了 15 本书籍，发表了 200 余篇论文，探讨内容主要包括焦虑障碍、性问题以及临床心理学研究方法论几个方面。他近期的著作包括《心理障碍临床手册：逐步治疗操作指南》（第二版，1993），《焦虑及其障碍：焦虑和惊恐发作的性质和治疗》（1988），以及与米歇尔·G·克拉斯克（Michelle G. Craske）合著的《驾驭焦虑和恐惧》（第二版）及《广场恐惧症：治疗师指南》（1994）。巴洛博士曾被美国布朗大学聘为精神病学和心理学教授，他还是纽约州立大学奥尔巴尼分校心理系的杰出教授。目前，他是波士顿大学心理学教授、临床培训项目主任、焦虑及其相关障碍中心主任。他还是美国心理协会临床心理学分会前任会长，自 1973 年以来，一直担任美国国家心理健康研究所和国家健康研究所顾问一职，最近因其"卓越的科研能力和巨大的科学贡献"被美国心理健康研究所授予荣誉奖。他曾是 DSM-IV 工作组的成员之一。近 15 年来他的著作主要探讨了焦虑障碍新疗法的发展。

目 录
CONTENTS

基本情况

姓名：＿＿＿＿＿＿＿＿　　晤谈日期：＿＿＿＿＿＿＿＿＿

联系地址：＿＿＿＿＿＿＿＿　　晤谈者：＿＿＿＿＿＿＿＿＿＿

＿＿＿＿＿＿＿＿＿＿＿＿＿＿　家庭收入：＿＿＿＿＿＿＿＿＿

联系电话(家庭)：＿＿＿＿＿＿　直系亲属人数：＿＿＿＿＿＿

　　　(单位)：＿＿＿＿＿＿　面谈费用：＿＿＿＿＿＿＿＿＿

出生日期：＿＿＿＿＿＿＿＿　医疗保险：＿＿＿＿＿＿＿＿＿

民族：＿＿＿＿＿＿＿＿＿＿　ADIS 编号：＿＿＿＿＿＿＿＿

　　性别：＿＿＿男＿＿＿女

婚姻状况

以前的婚姻次数：＿＿＿＿＿＿＿＿

时间：＿＿＿＿＿＿＿＿＿＿＿＿＿

＿＿＿已婚　＿＿＿＿＿＿＿＿时间

＿＿＿单身　＿＿＿＿＿＿＿＿时间

＿＿＿同居　＿＿＿＿＿＿＿＿时间

子女情况

＿＿＿分居　＿＿＿＿＿＿＿＿时间

年龄	性别	在家	分家
——	——	——	——
——	——	——	——
——	——	——	——

＿＿＿离异　＿＿＿＿＿＿＿＿时间

＿＿＿丧偶　＿＿＿＿＿＿＿＿时间

其他：＿＿＿＿＿＿＿＿＿＿＿＿＿

工作经历

患者：

＿＿＿＿＿＿＿＿＿＿（当前/时间）

＿＿＿＿＿＿＿＿＿＿（过去/时间）

＿＿＿＿＿＿＿＿＿＿

配偶/伴侣：

＿＿＿＿＿＿＿＿＿＿（当前/时间）

＿＿＿＿＿＿＿＿＿＿（过去/时间）

＿＿＿＿＿＿＿＿＿＿

教育程度

患者：＿＿＿＿＿＿＿＿＿＿＿＿＿

配偶/伴侣：＿＿＿＿＿＿＿＿＿＿

宗教信仰：＿＿＿＿＿＿＿＿＿＿＿

服役情况：＿＿＿＿＿＿＿＿＿＿＿

晤谈开始时，简要介绍晤谈的目的，大致了解患者目前体验到的困惑。在这个部分，初步判定是否存在惊恐发作、恐惧、焦虑和严重的担忧（以及可能与这些情况相关的医疗困难以及生活境况）。

我会就你生活的不同方面问你一些问题，首先，我希望对你最近遇到的问题有个总体的了解，你遇到了哪些问题？

_____

_____

如果你能确定最重要的一个原因的话，你觉得使你前来求助的主要原因是什么？（逐字记录患者的反应）

_____

_____

在过去一年里，你在以下方面是否遇到了困难或变故？
家庭/人际关系： _____

_____

法律问题/警方： _____

_____

工作/学业： _____

_____

经济： _____

_____

健康（自己的）： _____

_____

健康（重要他人的）： _____

_____

简要询问后

现在我将会问你更多关于某些特定方面的问题，这些问题中有些与你的困扰相关，有些可能是无关的。我们已经简要了解了一些你目前面临的困扰，现在我希望能更详细地了解它们。

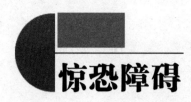

惊恐障碍

Ⅰ. 初始检查

1a. 你最近是否有那么几次突然感到强烈的恐惧或不适？

是_____ 否_____

　　如果是，转到 2a。

b. 如果不是，你是否曾经感到过突然而强烈的恐惧或不适？

是_____ 否_____

　　如果是，最近出现这种现象是在什么时候？

_____

　　如果 1a 或者 1b 回答为"是"，或不确定，继续检查。
　　否则转到**广场恐惧症**部分（第 14 页）。

2a. 除了近来几次突然感到强烈的恐惧或不适，是否还有其他
单独的时期你也突然感到强烈的恐惧或不适？

是_____ 否_____

　　如果不是，转到 3a。

b. 在近来几次突然感到强烈的恐惧或不适之前，是否有相当长
一段时间你没有这样的感觉？

是_____ 否_____

　　如果不是，转到 3a。

c. 这两种不同的阶段之间间隔了多久？这些不同的阶段都是从
何时到何时？

_____

3a. 在哪些场合你会有这些感觉？在哪种场合你最有可能体验

到这些感觉？

当前：

_____

_____

过去：

_____

b. 你体验到的这些感觉是否曾经"突然降临"而没有明显的原因，或者是在你没有预料到它们会发生的情境中发生？

当前：是_____　否_____

过去：是_____　否_____

如果患者报告存在意外的惊恐症状，则有必要进一步检查，以确定这些症状是发生在许多情境中，还是只限于特定的情境中（例如，发生在社交情境或特定恐惧症的情境中）。

4. 通常这种突然的恐惧/不适到达顶峰需要多长时间？

当前：_____分钟

过去：_____分钟

5. 通常这种恐惧/不适在顶峰会持续多久？

当前：_____分钟

过去：_____分钟

如果证据表明没有意外的（无线索的）惊恐发作，

转到**广场恐惧症**部分（第 14 页）。

Ⅱ. 症状评估

本部分评估的症状仅针对意外的且发生在多种情境中的惊恐症状。只由某一单独刺激引发的惊恐症状不在这里评估（例如，封闭的空间或高处、社交场合、强迫观念等）。

这一部分也可以完成对混合症状或不确定案例的评估。

评估在最近一段时间里惊恐发作的每个典型症状的严重程度，适当时，评估过去阶段中一个典型的惊恐症状发作的特征。

如果某个症状只是出现在某些发作中（也就是，并非惊恐发作的典型症状），在括号内进行评估。

DSM-Ⅳ 将一次惊恐发作定义为不连续的一段时间的强烈恐惧或不适，伴有至少下列 4 种症状突然发生，并在 10 分钟内达到顶峰。如果病人报告其通常的发作不伴有这 4 种症状，要确定是否曾有任何一次发作伴有这 4 种症状。

使用下面的检查来评估症状：

当前阶段

1) 在惊恐发作中，你通常体验到＿＿＿＿＿＿＿＿＿＿＿＿＿＿？

2) 这种症状对你来说有多痛苦/严重？如果对于这种症状是否典型有疑问，询问：**惊恐发作时，你是否几乎每次都体验到这种症状？**

过去阶段

1) 在过去的＿＿＿＿年中，惊恐发作时，你通常体验到＿＿＿？

2) 这种症状对你来说有多痛苦/严重？如果对于这种症状是否典型有疑问，询问：**惊恐发作时，你是否几乎每次都体验到这种症状？**

1. 使用下面的量表评估典型症状的严重程度：

0 — 1 — 2 — 3 — 4 — 5 — 6 — 7 — 8
　无　　　轻微　　　中度　　　严重　　极其严重

	当前阶段			过去阶段	
	全部	部分	备注	全部	部分
a. 心悸、心怦怦跳或心跳加快					
b. 冒汗					
c. 颤抖/哆嗦					
d. 气短或胸闷					
e. 窒息感					
f. 胸痛或不舒服					
g. 恶心或腹部难受					
h. 寒战或潮热					
i. 头昏、站不稳、头重脚轻或晕倒					
j. 不真实感或自我分离感					

惊恐障碍

5

k. 麻木或刺痛感　　　　＿＿＿＿　＿＿＿＿　＿＿＿＿

l. 濒临死亡的恐惧感　　＿＿＿＿　＿＿＿＿　＿＿＿＿

m. 害怕将要发疯　　　　＿＿＿＿　＿＿＿＿　＿＿＿＿

n. 害怕做出无法控
　　制的事情　　　　　　＿＿＿＿　＿＿＿＿　＿＿＿＿

2a. 如果患者在每次典型发作中都报告了 4 种或更多的症状，
询问：

**现在/过去你是否有一段时期（发作），出现/曾经出现突然
的、意外的恐惧/不适，只伴随你所列症状的一种或两种？**

当前：是＿＿＿＿　　否＿＿＿＿

过去：是＿＿＿＿　　否＿＿＿＿

如果是，回到部分症状评估一栏，评估症状的严重程度。

b. 如果患者在每次典型发作中报告的症状少于 4 个，询问：

**你是否有一段时期（发作），出现突然的、意外的恐惧/不
适，并且这种现象伴随着你所列的 4 种或更多症状？**

当前：是＿＿＿＿　　否＿＿＿＿

过去：是＿＿＿＿　　否＿＿＿＿

如果是，回到全部症状评估一栏，评估症状的严重程度；
如果否，转到部分症状评估一栏，评估最近出现的典型惊恐
发作。

Ⅲ. 当前阶段

如果证据表明存在病史，以如下提问开始：**现在，我想了解有
关你当前惊恐发作的一系列问题，大致从＿＿＿＿开始**（具体
到年月）。

1a. 在过去一个月里，你的惊恐发作了多少次？

＿＿＿＿全部＿＿＿＿部分

b. 在过去 6 个月里，你的惊恐发作了多少次？

＿＿＿＿全部＿＿＿＿部分

2a. 在过去一个月里，你对下一次惊恐发作有多担忧或焦虑？

等级＿＿＿＿

```
0 —— 1 —— 2 —— 3 —— 4 —— 5 —— 6 —— 7 —— 8
```
不担忧/　　很少担忧/　　偶尔担忧/　　经常担忧/　　总是担忧/
不焦虑　　　有点焦虑　　　中度焦虑　　　很焦虑　　　极度焦虑

　　　如果证据表明过去一个月里对惊恐发作没有持续的担心/担忧，询问：自第一次发作后，你是否曾有一个月或更长的时间担忧它会再次发作？

是_____　　　否_____

　　　如果是，发生在什么时候？

从_____到_____

b. 你特别担心惊恐发作会导致什么样的后果？（询问当时的和长期的后果）

_____

_____

c. 惊恐发作以某种方式改变了你的行为/生活方式了吗？

是_____　　　否_____

如果是，怎么改变的？

_____

_____

情境回避（如广场恐惧）：

_____

内部感觉敏感/回避（如身体劳累、性活动、咖啡因、强烈情绪的表达、热的房间、刺激性电影、能使躯体感觉敏感的活动）：

_____

安全信号（如药物、人、打电话/坐车的便利条件）：

_____

分心（吵闹的音乐、一直看电视、长时间地参加活动）：

_____

生活方式的改变（如减少"有压力"的活动）：

_____

3. 惊恐发作是怎样影响你的生活的？（如日常事务、工作、社交活动等方面）这些症状对你有多大的困扰？

_____

_____

影响程度：_____　　　困扰程度：_____

惊恐障碍

7

0 —— 1 —— 2 —— 3 —— 4 —— 5 —— 6 —— 7 —— 8

无　　　　轻微　　　　中度　　　　严重　　极其严重

4a. 你是否能回忆起当前阶段惊恐发作中的第一次发作？

是_____　否_____

　　如果是，什么时候发生的？ _____年_____月

b. 这次惊恐发作时，你是否处于某种压力之下？

是_____　否_____

　　那时你的生活中发生了什么事情？

_____

_____

　　在以下方面，你是否遇到了困难或变故？

　　(1) 家庭/人际关系：_____

　　(2) 工作/学业：_____

　　(3) 经济：_____

　　(4) 法律问题：_____

　　(5) 健康（自己/他人）：_____

c. 在惊恐第一次发作的那一天，你服用药物了吗？（包括酒精/咖啡因）

是_____　否_____

　　如果是，详细说明是哪种药物/剂量：_____

5. 在当前这段惊恐发作期间，你有规律地服用过药物吗？

是_____　否_____

　　详细说明（药物类型、剂量、服用的日期）：_____

_____

6. 在当前这段惊恐发作期间，你是否存在某些生理状况，如内耳问题、二尖瓣脱垂、怀孕、甲状腺机能亢进、低血糖等？

是_____　否_____

　　详细说明（问题类型、发作/缓解的日期）：_____

_____

7. 在当前这段时期，惊恐发作在什么情况下因为以下原因成为你生活中的问题：惊恐经常发作，和/或你对再次发作十分担忧或焦虑，或发作以某种方式改变了你的行为？（注意：如果患者给出的起始时间模糊，应力图通过各种方式得到更确切的信息，例如把起始时间和客观的生活事件联系起来）

8

起始时间：_____年_____月

8. 除了当前这一阶段，在这之前，是否存在其他单独的时期有过类似问题？

是_____　　否_____

如果是，返回初始检查中的 2b 和 2c（第 3 页）。

如果否，转到调查（第 12 页，选做）或**广场恐惧症**部分（第 14 页）。

Ⅳ．过去阶段

现在我想问你一些关于在过去某个阶段里惊恐发作的问题，这个阶段大约始于_____，结束于_____（具体到年月）

列出询问中相对应阶段的起始/缓解时间：

过去阶段一：从_____到_____

过去阶段二：从_____到_____

1. 在_____（年）那段时间，你每月通常有多少次惊恐发作？

过去阶段一：_____全部_____部分

过去阶段二：_____全部_____部分

2a. 在_____（年）那段时间，你对惊恐再次发作有多担忧或焦虑？

0 —— 1 —— 2 —— 3 —— 4 —— 5 —— 6 —— 7 —— 8

不担忧/　很少担忧/　偶尔担忧/　经常担忧/　总是担忧/

不焦虑　　有点焦虑　　中度焦虑　　很焦虑　　极度焦虑

过去阶段一：_____

过去阶段二：_____

如果没有证据表明在过去整个阶段的担忧/担心是持续的，**询问：在那个阶段你是否有一个月或更长的时间担心惊恐可能再次发作？**

阶段一：是_____　　否_____

阶段二：是_____　　否_____

如果是，**发生在什么时候？**

阶段一：从_____到_____

阶段二：从_____到_____

惊恐障碍

9

b. 具体地讲，你当时担心惊恐发作会导致什么样的事情发生？
（询问当时的和长期的结果）

阶段一：＿＿＿＿＿＿＿＿＿＿＿＿＿＿＿＿＿

阶段二：＿＿＿＿＿＿＿＿＿＿＿＿＿＿＿＿＿

c. 惊恐发作以某种方式改变了你的行为/生活方式了吗？

阶段一：是＿＿＿＿＿　　否＿＿＿＿＿

阶段二：是＿＿＿＿＿　　否＿＿＿＿＿

如果是，**怎么改变的**？

阶段一：＿＿＿＿＿＿＿＿＿＿＿＿＿＿＿＿＿

阶段二：＿＿＿＿＿＿＿＿＿＿＿＿＿＿＿＿＿

情境回避（如广场恐惧）：

＿＿＿＿＿＿＿＿＿＿＿＿＿＿＿＿＿＿＿＿＿

内部感觉敏感/回避（如身体劳累、性活动、咖啡因、强烈情绪
的表达、热的房间、刺激性电影、能使躯体感觉敏感的活动）：

＿＿＿＿＿＿＿＿＿＿＿＿＿＿＿＿＿＿＿＿＿

安全信号（如药物、人、打电话/坐车的便利条件）：

＿＿＿＿＿＿＿＿＿＿＿＿＿＿＿＿＿＿＿＿＿

分心（吵闹的音乐、一直看电视、长时间地参加活动）：

＿＿＿＿＿＿＿＿＿＿＿＿＿＿＿＿＿＿＿＿＿

生活方式的改变（如减少"有压力"的活动）：

＿＿＿＿＿＿＿＿＿＿＿＿＿＿＿＿＿＿＿＿＿

3. 惊恐发作是怎样影响你的生活的？（如日常事务、工作、社
交活动等方面）这些症状对你有多大的困扰？

阶段一：＿＿＿＿＿＿＿＿＿＿＿＿＿＿＿＿＿

阶段二：＿＿＿＿＿＿＿＿＿＿＿＿＿＿＿＿＿

阶段一：影响程度：＿＿＿＿＿　　困扰程度：＿＿＿＿＿

阶段二：影响程度：＿＿＿＿＿　　困扰程度：＿＿＿＿＿

```
0 —— 1 —— 2 —— 3 —— 4 —— 5 —— 6 —— 7 —— 8
  无          轻微        中度        严重    极其严重
```

4a. 你能回忆起＿＿＿＿＿＿（年）惊恐发作阶段中的第一次发作吗？

阶段一：是＿＿＿＿＿　　否＿＿＿＿＿

阶段二：是＿＿＿＿＿　　否＿＿＿＿＿

如果是，**什么时候发生的**？

阶段一：＿＿＿＿＿＿年＿＿＿＿＿＿月

阶段二：_____年_____月

b. 这次惊恐发作时，你是否处于某种压力之下？

阶段一：是_____　　否_____

阶段二：是_____　　否_____

那时你的生活中发生了什么事情？

阶段一：_____

阶段二：_____

当时，在以下方面你是否遇到了困难或变故？

(1) 家庭/人际关系

阶段一：_____

阶段二：_____

(2) 工作/学业

阶段一：_____

阶段二：_____

(3) 经济

阶段一：_____

阶段二：_____

(4) 法律问题

阶段一：_____

阶段二：_____

(5) 健康（自己/他人）

阶段一_____

阶段二_____

c. 在惊恐第一次发作的那一天，你服用药物了吗？（包括酒精/咖啡因）

阶段一：是_____　　否_____

阶段二：是_____　　否_____

如果是，详细说明是哪种药物/剂量：_____

5. 在_____（年）惊恐发作期间，你有规律地服用过药物吗？

阶段一：是_____　　否_____

阶段二：是_____　　否_____

详细说明（药物类型、剂量、服用的日期）：_____

_____

惊恐障碍

11

6. 在_____（年）惊恐发作期间，你是否存在某些生理状况，如内耳问题、二尖瓣脱垂、怀孕、甲状腺机能亢进、低血糖等？

阶段一：是_____　　否_____

阶段二：是_____　　否_____

详细说明（问题类型、发作/缓解的时间）：_____

_____

7. 在_____（年）惊恐发作期间，什么时候惊恐发作因为以下原因成为你生活中的问题：惊恐经常发作，和/或你对再次发作十分担忧或焦虑，或发作以某种方式改变了你的行为？（注意：如果患者给出的起始时间模糊，应力图通过各种方式得到更确切的信息，例如把起始时间和客观的生活事件联系起来）

_____

起始时间：　　　　阶段一：_____年_____月

阶段二：_____年_____月

8a. 什么时候起惊恐发作不再是个问题，因为它们没再发作并且你不再为再次发作而担心焦虑？

_____

缓解时间：　　　　阶段一：_____年_____月

阶段二：_____年_____月

b. 你能想起使它们不再发作或使你不再担心它们的原因吗？

阶段一：_____

阶段二：_____

9. 在惊恐发作的那个阶段前后，是否有我们没有谈到的其他单独的有惊恐发作的时期？

是_____　　否_____

如果是，确定这个单独的困扰阶段是否存在突如其来的惊恐发作（或许需要使用初始检查的项目）；如果有突如其来的惊恐发作，重新进行"过去阶段"部分以确定阶段二。

如果否，继续调查（选做）或转到**广场恐惧症**部分（第14页）。

V. 调查

询问应该针对当前的困扰阶段。

1. 可能是什么事情引起了惊恐发作？［询问关于内部的（想法、感觉、想象）和外部的（恐怖的情境、诱发高度自我关注的情境、各种活动的生理效应比如喝咖啡、锻炼等等）诱因］

_____

_____

2. 当惊恐发作时，你是怎样应对的？

_____

_____

3. 当你是个孩子的时候，你是否经历过相似的（或许是轻微的）感觉？

是_____　　否_____

如果是，确定具体的日期和特征（情境、频率、症状）：

_____

_____

4. 你曾经在惊恐中醒来吗？

如果是，询问：　　　　　是_____否_____

a. 这发生在你睡觉的什么时间？

_____

b. 惊恐经常发生在你刚刚睡着后，还是你已经睡了一段时间（比如半夜），还是接近早上你将要醒来的时候？

_____

c. 是惊恐发作把你从睡梦中惊醒，还是惊恐经常在你睡醒后的片刻发生？

_____

_____

如果患者经历了夜间的惊恐，询问：

d. 它是何时发生的？

从_____到_____

e. 频率如何？

_____每周/月

惊
恐
障
碍

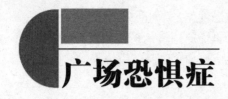

广场恐惧症

Ⅰ. 初始检查

1a. 最近你是不是在一些情境中感到惊恐，或你是否因为可能在这些情境中感到惊恐而回避这些情境？

是_____　否_____

如果是，转到 2a。

b. 如果不是，你是否曾经在一些情境中感到惊恐，或你是否曾经因为在这些情境中感到惊恐而回避这些情境？

是_____　否_____

如果不是，继续 1c。

最近一次这样的情况出现在什么时候？

_____

转到 2a。

c. 当前，你是否由于害怕在一些情境中出现如腹泻、呕吐、头晕等症状，而害怕进入这些情境中？

是_____　否_____

如果否，继续 1d。

你在这些情境中害怕可能出现什么症状？

_____

转到 2a。

d. 你是否曾经由于害怕在一些情境中出现如腹泻、呕吐、头晕等症状，而害怕进入这些情境中？

是_____　否_____

如果是，你害怕在这些情境中出现什么症状？

_____

这种情况大概发生在最近什么时候?

_____

如果对上面的问题都回答"不",并且没有惊恐障碍历史,转到**社交恐惧症**部分(第20页)。

2a. 除了近来对某些情境感到害怕或回避,是否还有其他单独的时期你对某些情境也感到害怕或回避?

是_____ 否_____

如果否,转到情境评估。

b. 在近来对某些情境感到害怕或回避之前,是否有一长段时间你没有对进入这些情境感觉不适?

是_____ 否_____

如果否,转到情境评估。

c. 这两种不同的阶段之间间隔了多长时间?这些不同的阶段都是从何时到何时?

_____

II. 情境评估

注意:如果当前和过去都存在惊恐障碍,则收集当前和过去广场恐惧的评分。如果患者只是报告了过去一次的惊恐障碍,也收集当前和过去广场恐惧的评分(但从过去的广场恐惧开始)。评定的等级应该只适合对惊恐或其他症状(如腹泻)的预期。对其他情况(如特定恐惧或社交恐惧)的害怕/回避应该评定为"0"。使用下面的量表来评估情境:

你有多害怕进入这个情境?你回避这个情境的程度如何?在这些情境中,如果有人陪你,你感觉舒服的程度和没人陪有区别吗?

0 —— 1 —— 2 —— 3 —— 4 —— 5 —— 6 —— 7 —— 8

不回避或 不逃避/ 不害怕	偶尔回避 或逃避/ 有点害怕	中度: 可以单独 进入/ 中等程度 害怕	严重: 很少单独 进入; 必须有人 陪伴/ 非常害怕	极其严重: 即使有安 全的人 陪伴也不 进入/ 极度害怕

广场恐惧症

15

	当前阶段			过去阶段	
	害怕	回避	备注	害怕	回避

a. 开车：
　　本地 ＿＿＿＿ ＿＿＿＿ ＿＿＿＿ ＿＿＿＿ ＿＿＿＿
　　远距离；跨州或省 ＿＿＿＿ ＿＿＿＿ ＿＿＿＿ ＿＿＿＿ ＿＿＿＿

b. 乘车 ＿＿＿＿ ＿＿＿＿ ＿＿＿＿ ＿＿＿＿ ＿＿＿＿

c. 杂货店 ＿＿＿＿ ＿＿＿＿ ＿＿＿＿ ＿＿＿＿ ＿＿＿＿

d. 商场 ＿＿＿＿ ＿＿＿＿ ＿＿＿＿ ＿＿＿＿ ＿＿＿＿

e. 人群 ＿＿＿＿ ＿＿＿＿ ＿＿＿＿ ＿＿＿＿ ＿＿＿＿

f. 公共交通（如公共
　　汽车、火车） ＿＿＿＿ ＿＿＿＿ ＿＿＿＿ ＿＿＿＿ ＿＿＿＿

g. 坐飞机 ＿＿＿＿ ＿＿＿＿ ＿＿＿＿ ＿＿＿＿ ＿＿＿＿

h. 就医/看牙 ＿＿＿＿ ＿＿＿＿ ＿＿＿＿ ＿＿＿＿ ＿＿＿＿

i. 理发 ＿＿＿＿ ＿＿＿＿ ＿＿＿＿ ＿＿＿＿ ＿＿＿＿

j. 排队 ＿＿＿＿ ＿＿＿＿ ＿＿＿＿ ＿＿＿＿ ＿＿＿＿

k. 散步 ＿＿＿＿ ＿＿＿＿ ＿＿＿＿ ＿＿＿＿ ＿＿＿＿

l. 过桥 ＿＿＿＿ ＿＿＿＿ ＿＿＿＿ ＿＿＿＿ ＿＿＿＿

m. 单独在家 ＿＿＿＿ ＿＿＿＿ ＿＿＿＿ ＿＿＿＿ ＿＿＿＿

n. 出门在外 ＿＿＿＿ ＿＿＿＿ ＿＿＿＿ ＿＿＿＿ ＿＿＿＿

o. 电影院、舞台 ＿＿＿＿ ＿＿＿＿ ＿＿＿＿ ＿＿＿＿ ＿＿＿＿

p. 饭店 ＿＿＿＿ ＿＿＿＿ ＿＿＿＿ ＿＿＿＿ ＿＿＿＿

q. 教堂 ＿＿＿＿ ＿＿＿＿ ＿＿＿＿ ＿＿＿＿ ＿＿＿＿

r. 封闭的空间：
　　电梯 ＿＿＿＿ ＿＿＿＿ ＿＿＿＿ ＿＿＿＿ ＿＿＿＿
　　小房间/地下隧道 ＿＿＿＿ ＿＿＿＿ ＿＿＿＿ ＿＿＿＿ ＿＿＿＿

s. 空旷的地方（如公园、停车场）
　　 ＿＿＿＿ ＿＿＿＿ ＿＿＿＿ ＿＿＿＿ ＿＿＿＿

t. 工作单位 ＿＿＿＿ ＿＿＿＿ ＿＿＿＿ ＿＿＿＿ ＿＿＿＿

u. 其他：
　　 ＿＿＿＿ ＿＿＿＿ ＿＿＿＿ ＿＿＿＿ ＿＿＿＿
　　 ＿＿＿＿ ＿＿＿＿ ＿＿＿＿ ＿＿＿＿ ＿＿＿＿

如果没有获得害怕或者回避场所方面的证据，
转到社交恐惧症部分（第 20 页）。

Ⅲ. 当前阶段

如果过去存在不连续的病史，以这样的问题开始：**现在，我会问你当前阶段对某些情境害怕/回避的一系列问题，大致从_____开始**（具体到年月）。

1. 在出门前，你是否会为了使自己感到更舒服而携带一些东西，或做一些事情？〔询问安全信号，如药瓶、手机、抄近道走到自己的车前、书/应对指南、饮料、在公共场所感到不适时所使用的东西（如纸巾）〕

_____

2. 对这些情境的害怕/回避是怎样影响你的生活的？（如日常事务、工作、社交活动等方面）

_____

影响程度：_____   困扰程度：_____

0 —— 1 —— 2 —— 3 —— 4 —— 5 —— 6 —— 7 —— 8
　无　　　　轻微　　　　中度　　　　严重　　极其严重

3. 在当前这一阶段，你是从什么时候开始害怕进入这些情境的？（注意：如果患者给出的起始时间模糊，应力图通过各种方式得到更确切的信息，例如把起始时间和客观的生活事件、最初的惊恐发作联系起来）

_____

起始时间：_____年_____月

4. 除了当前这一阶段，在这之前，是否存在其他单独的时期你害怕或因害怕而回避这些情境？

是_____　　否_____

如果是，返回初始检查中的 2b 和 2c（第 15 页）。

如果否，转到**社交恐惧症**部分（第 20 页）。

广场恐惧症

17

Ⅳ. 过去阶段

现在，我会问你一些关于在过去的某个阶段你出现对情境害怕/回避时的问题，这个阶段大约始于 _____，结束于 _____（具体到年月）：

列出与询问中的阶段相对应的开始/缓解日期：

过去阶段一：从_____到_____

过去阶段二：从_____到_____

1. 你是否为了让自己感到舒服些而随身携带一些东西，或在出门前做一些事情？

阶段一：_____

阶段二：_____

2. 对这些情境的害怕/回避是怎样影响你的生活的？（如日常事务、工作、社交活动）

阶段一：_____

阶段二：_____

困扰/影响程度：阶段一：_____

阶段二：_____

0 —— 1 —— 2 —— 3 —— 4 —— 5 —— 6 —— 7 —— 8

无　　　　轻微　　　　中度　　　　严重　　极其严重

3. 在那个阶段，你从什么时候开始害怕进入这些情境？（注意：如果患者给出的起始时间模糊，应力图通过各种方式得到更确切的信息，例如把起始时间和客观的生活事件、最初的惊恐发作联系起来）

_____

起始时间：　　　　　阶段一：_____年_____月

阶段二：_____年_____月

4a. 什么时候起你对情境的害怕/回避不再是个问题，从那时起你进入所有这些情境都能感觉舒服？

_____

缓解时间：

阶段一：_____年_____月

阶段二：_____年_____月

18

b. 你能想起使你进入这些情境不再感到不适的原因吗？

阶段一： _____

阶段二： _____

5. 在那个阶段前后，是否有我们没有谈到的其他单独的你害怕或因害怕而回避这些情境的时期？

是_____ 否_____

　　如果是，确定这个单独的困扰阶段是否存在广场恐惧（或许需要使用初始检查的项目）；如果存在广场恐惧，重新进行"过去阶段"部分以确定阶段二。

　　如果否，转到**社交恐惧症**部分（第 20 页）。

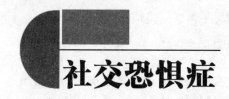

社交恐惧症

I. 初始检查

1a. 当前，在你可能被别人观察或被别人评价的社交情境中，或当你和陌生人见面时，你是否感到害怕、焦虑或紧张？

是＿＿＿＿＿＿ 否＿＿＿＿＿＿

b. 当前，你是否过度担忧你会在别人面前做/说一些令你难堪或丢脸的事情，或过度担忧别人会对你有不好的印象？

是＿＿＿＿＿＿ 否＿＿＿＿＿＿

如果对 1a 和 1b 都回答"否"，继续 1c。

如果 1a 和 1b 中有一个回答"是"，转到 2a。

c. 你是否曾经在社交情境中感到焦虑，或你是否曾经过度担忧在别人面前难堪或丢脸？

是＿＿＿＿＿＿ 否＿＿＿＿＿＿

如果否，转到 3。

最近一次发生这种情况是在什么时候？

＿＿＿＿＿＿＿＿＿＿＿＿＿＿＿＿＿＿＿＿＿＿＿＿＿

2a. 除了近来几次你在社交场合中感到紧张，是否还有其他单独的时期你在社交场合中也感到紧张，或者担忧在别人面前难堪或丢脸？

是＿＿＿＿＿＿ 否＿＿＿＿＿＿

如果否，转到 3。

b. 在你最近在社交场合中感到紧张之前，是否有一长段时间你没有这样的感觉，或对进入这些情境感到舒服？

是＿＿＿＿＿＿ 否＿＿＿＿＿＿

如果否，转到 3a。

c. 这两种不同的阶段之间间隔了多长时间？这些不同的阶段都是从何时到何时？

_____

3. 我要描述这种类型中的一些情境，并且询问你在每个情境中的感觉程度，以及你回避这些情境的程度。

　　如果患者没有报告当前或过去的社交焦虑（比如在 1a、1b 和 1c 中回答为"否"），只询问当前情境中的情况。如果患者报告了当前或过去的社交焦虑（比如 1a、1b 和 1c 至少有一项回答为"是"），询问当前和过去在每个情境中的情况。特别要注意，如果证据表明存在病史，要对此进行求证（例如：**"在这个恐惧之前，是否存在你不受影响的时期？"**），使用空白的地方记录其他有用的临床信息（如对哪个情境恐惧）。

　　对于每一个情境，使用下面的量表，独立评估你的恐惧程度和回避程度：

0 —— 1 —— 2 —— 3 —— 4 —— 5 —— 6 —— 7 —— 8

不恐惧/	有点恐惧/	中度恐惧/	很恐惧/	极度恐惧/
从不回避	很少回避	偶尔回避	经常回避	总是回避

当前：当前，你是否急于回避或感到需要回避：

过去：过去，你是否急于回避或感到需要回避：

	当前阶段			过去阶段	
	恐惧	回避	备注	恐惧	回避
a. 聚会	___	___	___	___	___
b. 参加会议/上课	___	___	___	___	___
c. 在小组中发言/正式的谈话	___	___	___	___	___
d. 和陌生人交流	___	___	___	___	___
e. 在公共场合吃饭	___	___	___	___	___
f. 使用公共厕所	___	___	___	___	___
g. 在公共场合写字（签账单、填写表格）	___	___	___	___	___
h. 与异性朋友的约会	___	___	___	___	___
i. 和权威人物交流	___	___	___	___	___
j. 表现自信时，如：拒绝不合理的要求	___	___	___	___	___

社交恐惧症

21

让别人改变他们的行为

_____ _____ _____ _____

k. 发起一个谈话   _____ _____ _____ _____

l. 使谈话继续下去   _____ _____ _____ _____

m. 其他_____

_____   _____ _____ _____

如果没有获得恐惧/回避的证据，
转到**广泛性焦虑障碍**部分（第 26 页）。

Ⅱ. 当前阶段

如果证据表明存在病史，以如下提问开始：**现在，我想了解你当前对社交情境焦虑的一系列问题，大概从_____开始**（具体到年月）。

请完成对当前社交焦虑潜在的临床严重性的评估：

罗列常见的问题情境：_____

1. 你担心在这种情境下会发生什么？_____

_____

2. 你是否几乎每次面对_____时都会焦虑？

是_____ 否_____

3. 你是否一进入或即将进入该情境中就会焦虑，还是有时焦虑会延迟出现或是突如其来地发生？

立刻_____ 延迟_____

4a. 你是否会因为担心可能出现突然的惊恐发作，而对这些情境感到焦虑？

是_____ 否_____

如果是，

b. 除了暴露在_____前时，你是否体验过突如其来的激增的恐惧/焦虑？

是_____ 否_____

如果是，在哪里发生的？_____

如果 4a 或 4b 回答为"是"，考虑这种恐惧是否属于惊恐障碍。

5a. 对这些情境的恐惧是怎样影响你的生活的？（如日常事务、工作、社交活动等方面）这些症状对你有多大的困扰？

_____

_____

b. 你当前的工作或学业是否受到这种恐惧的影响？

_____

影响程度：_____　　困扰程度：_____

0 —— 1 —— 2 —— 3 —— 4 —— 5 —— 6 —— 7 —— 8
　无　　　　轻微　　　　中度　　　　严重　　极其严重

6a. 从什么时候起这种对_____的焦虑引起了很多压力或干扰了你的生活，从而使之成为一个问题？（**注意：**如果患者给出的起始时间模糊，应力图通过各种方式得到更确切的信息，例如把起始时间和客观的生活事件联系起来）

起始时间：_____年_____月

b. 你能想起任何可能导致你对社交情境感到焦虑的事情吗？

_____

7. 除了当前这一阶段，在这之前，是否存在其他时期有过类似问题？

是_____　　　　否_____

如果是，返回初始检查中的 2b 和 2c（第 20、21 页）。
如果否，转到调查（第 25 页，选做）或**广泛性焦虑障碍**部分（第 26 页）。

Ⅲ·过去阶段

现在我想问你一系列在过去的某个阶段有关你在社交情境中的焦虑的问题，它大约始于_____，结束于_____（具体到年月）。

请完成对过去阶段的社交焦虑潜在的临床严重性的评估：
列举最有问题的情境：_____

23

1. 你担心在这种情境下会发生什么？ _____

_____

2. 你是否几乎每次面对_____时都会焦虑？

是_____ 否_____

3. 你是否一进入或即将进入该情境就会焦虑，还是说有时焦虑
会延迟出现或是突如其来地发生？

立刻_____ 延迟_____

4a. 你是否会因为担心可能出现突然的惊恐发作，而对这些情
境感到焦虑？

是_____ 否_____

如果是，

b. 除了暴露在_____前时，你是否体验过突如其来的激增的
恐惧/焦虑？

是_____ 否_____

如果是，在哪里发生的？ _____

如果 4a 或 4b 回答为"是"，考虑这种恐惧是否属于惊恐障碍。

5. 这些恐惧是怎样影响你的生活的？（例如日常事务，工作，
社交活动等方面）这些症状对你有多大的困扰？

_____

_____

影响程度：_____ 困扰程度：_____

0 —— 1 —— 2 —— 3 —— 4 —— 5 —— 6 —— 7 —— 8

无　　　轻微　　　中度　　　严重　　极其严重

6a. 从什么时候起这种对_____的焦虑引起了很多压力或干
扰了你的生活，从而使之成为一个问题？（注意：如果患者
给出的起始时间模糊，应力图通过各种方式得到更确切的
信息，例如把起始时间和客观的生活事件联系起来）

起始时间：_____年 _____月

b. 你能想起任何可能导致你对社交情境感到焦虑的事情吗？

_____

7a. 什么时候起你对 _____ 的焦虑不再是问题，也就是说你
在面对 _____时感到舒服，或你已经不再苦恼或它不再
干扰你的生活了？

_____

24

缓解时间：_____年 _____月

b. 你能够想起使你不再对这些情境感到焦虑的原因吗？

_____

8. 在过去的社交情境焦虑期前/后，是否有我们没有谈到的其他单独的你有类似问题的时期？

是_____　否_____

如果是，返回去询问初始检查的 2b 和 2c（第 20、21 页）。

如果否，继续完成调查（选做）或者转到**广泛性焦虑障碍**部分（第 26 页）。

Ⅳ. 调查

主要评估当前的困扰。

惊恐发作的症状

列出被评价的情境：_____

你在面对_____时，是否体验到_____？

0 —— 1 —— 2 —— 3 —— 4 —— 5 —— 6 —— 7 —— 8

无　　　　轻微　　　　中度　　　　严重　　　极其严重

a. 心悸、心怦怦跳或心跳加快　　　　　_____

b. 冒汗　　　　　_____

c. 颤抖/哆嗦　　　　　_____

d. 气短或胸闷　　　　　_____

e. 窒息感　　　　　_____

f. 胸痛或不舒服　　　　　_____

g. 恶心或腹部难受　　　　　_____

h. 寒战或潮热　　　　　_____

i. 头昏、站不稳、头重脚轻或晕倒　　　　　_____

j. 不真实感或自我分离感　　　　　_____

k. 麻木或刺痛感　　　　　_____

l. 濒临死亡的恐惧感　　　　　_____

m. 害怕将要发疯　　　　　_____

n. 害怕做出无法控制的事情　　　　　_____

o. 抽搐或痉挛　　　　　_____

社交恐惧症

25

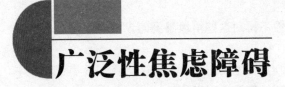

广泛性焦虑障碍

Ⅰ. 初始检查

1a. 在你最近几个月的日常生活中，你是不是持续为很多事情担忧或者为它们感到焦虑？

是＿＿＿＿＿ 否＿＿＿＿＿

如果否，转到 1b。
你担忧的是哪类事情？ ＿＿＿＿＿＿＿＿＿＿＿＿＿＿＿＿

＿＿＿＿＿＿＿＿＿＿＿＿＿＿＿＿＿＿＿＿＿＿＿＿＿＿＿＿＿

转到 2a。

b. 你是否曾经在很长的一段时间内，持续地担忧很多事情或者因为它们感到焦虑？

是＿＿＿＿＿ 否＿＿＿＿＿

如果否，转到 3。
你担忧的是哪类事情？ ＿＿＿＿＿＿＿＿＿＿＿＿＿＿＿＿

＿＿＿＿＿＿＿＿＿＿＿＿＿＿＿＿＿＿＿＿＿＿＿＿＿＿＿＿＿

大概是什么时候开始的？ ＿＿＿＿＿＿＿＿＿＿＿＿＿＿＿＿

2a. 除了最近这一段时间你持续地担忧很多事情，是否还有其他单独的时期你也感到这样持续的担忧？

是＿＿＿＿＿ 否＿＿＿＿＿

如果否，转到 3。

b. 在近来持续地担忧很多事情之前，是否有一长段时间你没有这样的感觉？

是＿＿＿＿＿ 否＿＿＿＿＿

如果否，转到 3。

c. 这两种不同的阶段之间间隔了多久？这些不同的阶段都是从何时到何时？

＿＿＿＿＿＿＿＿＿＿＿＿＿＿＿＿＿＿＿＿＿＿＿＿＿＿＿＿＿

3. 现在，我要问你一系列关于你所担忧的生活各个方面的问题：

如果患者没有报告当前或过去的持续焦虑（比如在 1a、1b 中回答为"否"），只询问当前情境中的情况。如果患者报告了当前或过去的持续焦虑（比如 1a、1b 至少有一项回答为"是"），询问当前和过去的焦虑情况。特别要注意，如果证据表明存在病史，要对此进行求证（例如：**"在这些持续的焦虑之前，是否存在你不受影响的时期？"**）。在每个担忧领域下的空白处记录患者担忧的具体内容（包括在问题 1a 和 1b 中获得的信息）。需要进一步确定的问题是，患者所报告的担忧内容是否与其他共同存在的轴Ⅰ障碍无关。如果能够确定患者所报告的担忧内容完全属于另外一个轴Ⅰ障碍，那么在这个障碍记录上记上"0"。用备注部分记录有用的临床信息（比如与担忧相关的共病障碍）。

对于每个担忧领域，分别评估其过度程度（比如频率和强度）以及失控感，可以采用下面的量表或所列问题来评估。

程度：

0 —— 1 —— 2 —— 3 —— 4 —— 5 —— 6 —— 7 —— 8

不担忧	很少担忧	偶尔担忧	经常担忧	总是担忧
不紧张	很少紧张	中度紧张	很紧张	极度紧张

控制感：

0 —— 1 —— 2 —— 3 —— 4 —— 5 —— 6 —— 7 —— 8

从来没有	很少有	偶尔有	经常有	总是有
困难/	困难/	困难/	困难/	困难/
没有困难	轻微困难	中等困难	相当困难	极端困难

严重程度：

大概隔多长时间你就会为_____感到担忧？如果事情进行得非常顺利，你依然会为_____担忧吗？你为_____的担忧使得你感到紧张和焦虑的严重程度如何？

缺乏控制感：

你是否发现你很难控制你对 _____ 的担忧，因为你很难停止对这件事情的担忧？你是否难以控制对 _____ 的担忧，因为当你试图注意别的事情时，对这些事情的担忧依然会进入你的大脑？

广泛性焦虑障碍

27

	当前阶段			过去阶段	
	严重程度	失控感	备注	严重程度	失控感

a. 小事情（比如准时到场、小的维修）

_____

b. 工作/学业

_____

c. 家庭

_____

d. 经济

_____

e. 社会与人际关系

_____

f. 健康（自己）

_____

g. 重要他人的健康

_____

h. 社区/世界性事件

_____

i. 他人

_____

j. 其他

_____

如果没有获得过度/失控的焦虑的证据，
转到**强迫症**部分（第 35 页）。

Ⅱ. 当前阶段

如果证据表明存在病史，以如下提问开始：**现在我想问你
一系列有关当前担忧方面的问题，这些担忧从_____开始
（具体到年月）。**

列出担忧的主题：_____

_____

1. 在过去的 **6** 个月中，你是否为这些担忧所困扰？

　　　　　　　　　　　　　　　　　是＿＿＿＿　否＿＿＿＿

2. 在过去的一个月内，你感到担忧的时间平均起来约占每日的百分之几？＿＿＿＿＿％

3. 具体地说，你担忧可能会发生什么事情？（询问担忧的每个主要方面）

＿＿＿＿＿＿＿＿＿＿＿＿＿＿＿＿＿＿＿＿＿＿＿＿＿＿＿＿＿＿＿＿

＿＿＿＿＿＿＿＿＿＿＿＿＿＿＿＿＿＿＿＿＿＿＿＿＿＿＿＿＿＿＿＿

＿＿＿＿＿＿＿＿＿＿＿＿＿＿＿＿＿＿＿＿＿＿＿＿＿＿＿＿＿＿＿＿

4. 在过去的 **6** 个月内，当你担忧的时候是否经常感到＿＿＿＿＿＿？在过去的 **6** 个月内，这种体验是否更加突出和常见了？（不要记录与其他诊断情况相关联的症状，例如惊恐发作、社交焦虑障碍等）

```
0 —— 1 —— 2 —— 3 —— 4 —— 5 —— 6 —— 7 —— 8
无        轻微        中度        严重      极其严重
```

	严重程度	在过去 **6** 个月中更加突出
a. 坐卧不安，心绪不宁	＿＿＿＿	是　否
b. 容易疲劳	＿＿＿＿	是　否
c. 难以集中注意力或者有时头脑一片空白	＿＿＿＿	是　否
d. 易激惹	＿＿＿＿	是　否
e. 肌肉紧张	＿＿＿＿	是　否
f. 难以入睡或易醒，睡眠质量差	＿＿＿＿	是　否

5. 你的这些担忧以及与之相关联的紧张和焦虑是怎样影响你的生活的？（例如日常事务、工作、社交活动等方面）这些症状对你有多大的困扰？

＿＿＿＿＿＿＿＿＿＿＿＿＿＿＿＿＿＿＿＿＿＿＿＿＿＿＿＿＿＿＿＿

＿＿＿＿＿＿＿＿＿＿＿＿＿＿＿＿＿＿＿＿＿＿＿＿＿＿＿＿＿＿＿＿

影响程度：＿＿＿＿＿＿　困扰程度：＿＿＿＿＿＿

```
0 —— 1 —— 2 —— 3 —— 4 —— 5 —— 6 —— 7 —— 8
无        轻微        中度        严重      极其严重
```

6. 在当前这个阶段，当你感到担忧以及体验到紧张或者焦虑情绪的时候，你是否**定期服用药物？服用何种类型的药物？（例如可成瘾药物、处方药）**

广泛性焦虑障碍

是_____ 否_____

具体情况（药物类型、剂量、服用的日期）：_____

7. 在当前这个阶段里，当你担忧的时候以及体验到紧张或者焦虑情绪的时候，你是否存在某些生理状况？（比如甲状腺机能亢进）

是_____ 否_____

具体情况（问题类型、发作/缓解的时间）：_____

8a. 在当前这段时间内，从什么时候起，因为这些担忧和紧张/焦虑症状的持续出现，或者你受此困扰并感到难以控制，或者这些担忧和症状以某些方式干扰了你的生活，从而使之成为一个问题？（注意：如果患者给出的起始时间模糊，应力图通过各种方式得到更确切的信息，例如把起始时间与客观的生活事件联系起来）

起始时间：_____年 _____月

b. 你能想起任何可能导致问题发生的事情吗？

c. 问题发生这段时间，你是否处于某种压力之下？

是_____ 否_____

那时你的生活中发生了什么事情？

在以下方面，你是否遇到了困难或变故？
(1) 家庭/人际关系：_____
(2) 工作/学业：_____
(3) 经济：_____
(4) 法律问题：_____
(5) 健康（自己/其他人）：_____

9. 除了当前这一阶段，在这之前，是否存在其他单独的时期有过类似问题？

是_____ 否_____

如果是，返回初始检查中的 2b 和 2c（第 26 页）。

如果否，转到调查（第 33 页，选做）或**强迫症部分**（第 35 页）。

Ⅲ. 过去阶段

现在我想问你一系列在过去的某个阶段有关你出现持续担忧时的问题，这个阶段大约始于_____，结束于_____（具体到年月）。

列出担忧的主题：_____

_____

1. 在过去的那段时间，你是否至少连续 **6** 个月感觉自己担忧的日子要多于没有担忧的日子？

是_____ 否_____

2. 在那个阶段，你感到担忧的时间平均起来约占每日的百分之几？ _____%

3. 具体地说，你担忧可能会发生什么事情？（询问担忧的每个主要方面）

_____

_____

4. 在过去的那段时间，当你担忧的时候是否经常感到_____？你是否至少连续 **6** 个月感觉自己有_____日子要多于没有这些体验的日子？（不要记录与其他诊断情况相关联的症状，例如惊恐发作、社交焦虑障碍等）

0 —— 1 —— 2 —— 3 —— 4 —— 5 —— 6 —— 7 —— 8

无　　　轻微　　　中度　　　严重　　　极其严重

	严重程度	在过去 6 个月中更加突出
a. 坐卧不安，心绪不宁	_____	是　否
b. 容易疲劳	_____	是　否
c. 难以集中注意力或者有时头脑一片空白	_____	是　否
d. 易激惹	_____	是　否

广泛性焦虑障碍

31

    e. 肌肉紧张   _____   是   否

    f. 难以入睡或易醒；睡眠质量差 _____   是   否

5. 你的这些担忧以及与之相关联的紧张和焦虑是怎样影响你的生活的？（例如日常事务、工作、社会交往等方面）这些症状对你有多大的困扰？

_____

_____

影响程度：_____   困扰程度：_____

0 —— 1 —— 2 —— 3 —— 4 —— 5 —— 6 —— 7 —— 8

 无   轻微   中度   严重   极其严重

6. 在_____（年）那个阶段里，当你感到担忧以及体验到紧张或者焦虑情绪的时候，你是否定期服用药物？（例如可成瘾药物、处方药）

                      是_____ 否_____

具体情况（药物类型、剂量、服用的日期）：_____

_____

7. 在_____（年）你有担忧现象并感到紧张/焦虑的那个阶段里，你是否存在某些生理状况？（比如甲状腺机能亢进）

                      是_____ 否_____

具体情况（问题类型、发作/缓解的时间）：_____

_____

8a. 在_____（年）那段时间内，从什么时候起，因为这些担忧和紧张/焦虑症状的持续出现，或者你受此困扰并感到难以控制，或者这些担忧和症状以某些方式干扰了你的生活，从而使之成为一个问题？（注意：如果患者给出的起始时间模糊，应力图通过各种方式得到更确切的信息，例如把起始时间与客观的生活事件联系起来）

_____

起始时间：_____年 _____月

b. 你能想起任何可能导致问题发生的事情吗？

_____

c. 问题发生这段时间，你是否处于某种压力之下？

                      是_____ 否_____

那时你的生活中发生了什么事情？

_____

_____

当时，在以下方面，你是否遇到了困难或变故？
(1) 家庭/人际关系：_____
(2) 工作/学业：_____
(3) 经济：_____
(4) 法律问题：_____
(5) 健康（自己/其他人）：_____

9a. 什么时候起广泛焦虑不再是个问题，担忧和紧张/焦虑的症状不再持续出现，你不再为它们或发现它们难于控制而困扰，并且它们不再干扰你的生活？

_____

缓解时间：

_____年 _____月

b. 你能想起这些担忧和紧张/焦虑症状对你来说不再是问题的原因吗？

_____

_____

10. 在过去的那个有担忧和紧张/焦虑症状阶段前后，是否有我们没有谈到的其他单独的你有类似问题的时期？

是_____ 否_____

如果是，回到初始检查中的 2b 和 2c（第 26 页）。
如果否，继续调查（选做）或转到**强迫症**部分（第 35 页）。

Ⅳ. 调查

询问应针对当前的困扰阶段。
列出担忧的主题：_____

_____

1a. 通常是什么导致你担忧？（询问与突如其来的担忧相关的情境、行为等）

_____

_____

广泛性焦虑障碍

33

b. 每隔多久你的脑海中会毫无缘由地冒出令你担忧的念头？

_____

_____

评估突如其来的担忧的频率（每周）：_____

0 —— 1 —— 2 —— 3 —— 4 —— 5 —— 6 —— 7 —— 8

　无　　　　很少　　　　偶尔　　　　经常　　常常/总是

2a. 你的担忧会促使你去做一些让自己感到安心或者减少与担忧有关的焦虑/紧张的事情吗？（询问应对担忧所采取的行为，例如检查、阻止行为、寻求安全、注意分散）

　　　　　　　　　　　　　　是_____　否_____

如果是，具体是：_____

_____

对每一项担忧行为进行记录：

b. 每隔多久，你的担忧就会促使你采取一些行动，使你自己感到安心或者减少你的紧张/焦虑？

_____

评估频率：担忧行为#1 _____：_____

　　　　　担忧行为#2 _____：_____

0 —— 1 —— 2 —— 3 —— 4 —— 5 —— 6 —— 7 —— 8

　无　　　　很少　　　　偶尔　　　　经常　　常常/总是

3a. 在这些担忧第一次真正变成问题之前（参考第一阶段的起始时间），你是否有担忧的倾向？

　　　　　　　　　　　　　　是_____　否_____

b. 如果是，有什么例子表明你有这种倾向？（比如对压力的反应比别人更强烈、考前失眠、对新工作/新学年的反应）

_____

_____

4a. 你能记得当你是个孩子时是否有担忧倾向吗？

　　　　　　　　　　　　　　是_____　否_____

b. 如果是，你是否记得一些童年时代在你的生活里发生的导致你出现担忧倾向的事件？（询问生活压力事件、不稳定的家庭生活、接触到他人的担忧行为/精神疾病等）

　　　　　　　　　　　　　　是_____　否_____

如果是，具体说明：_____

_____

强迫症

I. 初始检查

    1a. 当前，是否有一些似乎不恰当或无意义的想法、想象或冲动一直萦绕着你、困扰着你，但你难以阻止它们进入你的大脑？

是＿＿＿＿　否＿＿＿＿

      如果是，详细说明：＿＿＿＿＿＿＿＿＿＿＿＿＿＿＿＿

＿＿＿＿＿＿＿＿＿＿＿＿＿＿＿＿＿＿＿＿＿＿＿＿＿＿＿

    b. 当前，你是否有一遍一遍重复某些动作或脑海里的某些东西的冲动，试图以此来缓解不适感？

是＿＿＿＿　否＿＿＿＿

      如果是，详细说明：＿＿＿＿＿＿＿＿＿＿＿＿＿＿＿＿

＿＿＿＿＿＿＿＿＿＿＿＿＿＿＿＿＿＿＿＿＿＿＿＿＿＿＿

      如果 1a 和 1b 都为"否"，继续到 1c 和 1d。

      如果 1a 或 1b 为"是"，转到 2a。

    c. 你是否曾经有过被某些似乎不恰当或无意义的想法、想象或冲动一直萦绕、困扰的经历？

是＿＿＿＿　否＿＿＿＿

      如果是，详细说明：＿＿＿＿＿＿＿＿＿＿＿＿＿＿＿＿

＿＿＿＿＿＿＿＿＿＿＿＿＿＿＿＿＿＿＿＿＿＿＿＿＿＿＿

    d. 你是否曾有过一遍一遍重复某些动作或脑海里某些东西的冲动，试图以此来缓解不适感的经历？

是＿＿＿＿　否＿＿＿＿

      如果是，详细说明：＿＿＿＿＿＿＿＿＿＿＿＿＿＿＿＿

＿＿＿＿＿＿＿＿＿＿＿＿＿＿＿＿＿＿＿＿＿＿＿＿＿＿＿

如果 1c 和 1d 回答为"否",转到(强迫观念与强迫行为评定)。

这些现象最近什么时候发作得最频繁?

_____

2a. 除了近来你持续受到这些想法、想象、冲动或反复的行为所困扰之外,是否还有其他单独的时期你也受到类似现象的困扰?

是_____ 否_____

如果否,转到 3。

b. 在近来被这些想法、想象、冲动或反复的行为困扰之前,是否有一长段时间你没有这样的感觉?

是_____ 否_____

c. 这两种不同的阶段之间间隔了多长时间?这些不同的阶段都是从何时到何时?

_____

3. 强迫观念和强迫行为评定

如果患者没有报告当前或过去的强迫观念和强迫行为(也就是从 1a 到 1d 回答都为"否"),那么只询问当前的情况。如果患者报告了当前或过去的强迫观念和强迫行为(也就是 1a、1b、1c 或 1d 至少有一项回答为"是"),询问当前和过去的强迫观念和强迫行为情况。特别要注意,如果证据表明存在病史,要对此进行求证(例如:**"在这些持续的焦虑之前,是否存在你不受影响的时期?"**)在每个条目下面的空白处记录患者强迫观念或行为的详细内容和性质(包括前面从 1a 到 1d 条目得到的信息)。如果可以确定下面某一条目用别的轴Ⅰ障碍解释更恰当的话,将其等级评定为"0"。在备注部分注明有用的临床信息(比如与该条目相关的共病)。

强迫观念:

用量表和下面提出的问题,对每种强迫观念分别进行持续性/紧张度和顽固性的等级评定。

持续性/紧张度:

_____进入你脑海的频率是多少?当_____进入你脑海时你有多紧张?

0 —— 1 —— 2 —— 3 —— 4 —— 5 —— 6 —— 7 —— 8

从不/	很少/	偶尔/	经常/	总是/
不紧张	很少紧张	中度紧张	很紧张	极度紧张

顽固性：

你用一些想法或行为忽视、压抑或尽力抵消、试图摆脱它/它们的频率是多少？

0 —— 1 —— 2 —— 3 —— 4 —— 5 —— 6 —— 7 —— 8

从不	很少	偶尔	经常	总是

	当前阶段			**过去阶段**	
	持续/紧张	顽固	备注	持续/紧张	顽固

a. 怀疑（如锁门、关闭电器、任务的完成/精确性）

_____

b. 污染（如从门把手、厕所、钱等感染细菌）

_____

c. 不合理冲动（如在公众场合大叫/裸露）

_____

d. 攻击冲动（如故意伤害自己或其他人，毁坏物体）

_____

e. 性（如淫秽的想法或想象）

_____

f. 宗教的/邪恶的（如亵渎神明的想法/冲动）

_____

g. 别人意外的伤害（如中毒或者无意中伤害别人）

_____

h. 可怕的想象（如残缺的尸体）

_____

i. 无意义的想法/想象（如数字、字母、歌曲）

_____

j. 他人

_____

k. 其他

_____

强迫行为：

　　用量表和下面提出的问题，对每种强迫行为发生的频率分别进行等级评定。

强迫症

37

频率：

你有冲动要做出像 ＿＿＿＿＿＿＿＿＿＿ 这样行为的频率是
多少？

0 —— 1 —— 2 —— 3 —— 4 —— 5 —— 6 —— 7 —— 8
　　无　　　　　很少　　　　偶尔　　　　经常　　　　总是

<u>当前阶段</u>　　　　　<u>过去阶段</u>

频率　　　　　备注　　　　　频率

a. 数数（如特定字母或数字、情境中的其他物体）

＿＿＿＿＿＿　＿＿＿＿＿＿　＿＿＿＿＿＿

b. 检查（如锁门、电器、行车路线、重要文件、废纸篓）

＿＿＿＿＿＿　＿＿＿＿＿＿　＿＿＿＿＿＿

c. 清洗

＿＿＿＿＿＿　＿＿＿＿＿＿　＿＿＿＿＿＿

d. 储藏（如报纸、垃圾、废品）

＿＿＿＿＿＿　＿＿＿＿＿＿　＿＿＿＿＿＿

e. 心里背诵（如短语、单词、祈祷文）

＿＿＿＿＿＿　＿＿＿＿＿＿　＿＿＿＿＿＿

f. 遵守一定的规则或次序（如确保对称、仪式行为、日常活动
中遵守特定规则）

＿＿＿＿＿＿　＿＿＿＿＿＿　＿＿＿＿＿＿

g. 他人

＿＿＿＿＿＿　＿＿＿＿＿＿　＿＿＿＿＿＿

h. 其他

＿＿＿＿＿＿　＿＿＿＿＿＿　＿＿＿＿＿＿

如果没有得到任何强迫观念或强迫行为的证据，
转到**特定恐惧症**部分（第46页）。

II. 当前阶段

A. 强迫观念

如果没有发现任何强迫观念的迹象，转到**强迫行为**部分

（第 40 页）。

　　如果证据表明存在病史，以如下提问开始：**现在，我想就当前你反复出现的想法、想象或冲动提一系列问题，这些问题开始于_____（具体到年月）。**

　　列出主要的强迫观念：1：_____
　　　　　　　　　　　　　　2：_____

　　询问每种强迫观念：

1a. 在过去一个月里，平均每天与_____有关的想法/冲动/想象在你脑海里存在的时间所占比例是多少？

　　观念一：_____%　观念二：_____%　总计：_____%

b. 如果不确定的话，那么一般在一天当中，这些想法/冲动/想象在你脑海里通常存在的时间是否在一个小时以上？

　　　　　　　　　　　　　　　　　　　是_____　否_____

2a. 与_____有关的想法/冲动/想象在你脑海里存在时，你在多大程度上相信它是真的？（0—100 量表，0＝完全不信，100＝完全相信）

　　观念一：_____%　　观念二：_____%

b. 在这一段被关于_____想法/冲动/想象所困扰的时间里，即使这些想法/冲动/想象当时没有出现在你的脑海里，你在多大程度上相信它们是真的？（0—100 量表）

　　观念一：_____%　　观念二：_____%

3. 这些与_____有关的想法/冲动/想象是如何进入你的脑海的？（确定患者是否认可强迫观念只是他们大脑的产物）

_____

如果这些想法/冲动/想象有外加的迹象，那么它们是不是以前由外界事物强加于你的？

　　　　　　　　　　　　　　　　　　　是_____　否_____

如果是，详细说明：_____

4. 这些想法/冲动/想象是怎么影响你的？这些想法/冲动/想象可能意味着什么让你担心？

_____

_____

B. 强迫行为

如果没有发现任何强迫行为的迹象，转到当前阶段（强迫观念和强迫行为；第 38 页）。

如果证据表明存在病史，以如下提问开始：**现在，我想就当前阶段里你反复出现的行为或心理活动提一系列问题。**

列出主要的强迫行为：1: _____

2: _____

询问每种强迫行为：

1a. 在过去一个月里，你平均每天_____所用的时间所占比例是多少？

行为一：_____%　行为二：_____%　总计：_____%

b. 如果不确定的话，那么一般在一天当中，这些行为/心理活动所占用的时间是否在一个小时以上？

是_____　　否_____

2. 你是否觉得重复这些行为/心理活动没有意义或比实际需要占用了更多的时间？

是_____　　否_____

详细说明：_____

如果否，在当前阶段当你被这些行为/心理活动困扰时，你是否感到过重复这些行为没有意义或比实际需要占用了更多的时间？

是_____　　否_____

详细说明：_____

3a. 你压抑这些行为/心理活动的频率是多少？

_____

b. 如果你不能进行或没有完成这些行为，你会有多焦虑？

_____

c. 如果不进行这些行为，你担心会发生什么？

_____

C. 当前阶段（强迫观念和/或强迫动作）

1. 这些想法/冲动/想象/行为是怎样影响你的生活的？（如日常

事务、工作、社交活动等方面）这些症状对你有多大的
困扰？

_____

_____

影响程度：_____   痛苦：_____

0 —— 1 —— 2 —— 3 —— 4 —— 5 —— 6 —— 7 —— 8
无   轻微   中度   严重   极其严重

2. 在这些重复性想法/冲动/想象/行为出现前后，你是否定期
服用过任何类型的药物？（包括可成瘾药物、处方药）

是_____   否_____

详细说明（药物类型、剂量、服用的日期）：_____

_____

3. 在当前这些重复性想法/冲动/想象/行为出现期间，你是否
存在某些生理状况？

是_____   否_____

详细说明（问题类型、发作/缓解的日期）：_____

_____

4a. 在当前这段时间内，从什么时候起，这些重复性想法/冲
动/想象/行为持续出现（每天一小时以上），使你被这些症
状所困扰，或者它们以某种方式干扰你的生活，从而使之
成为一个问题？（**注意**：如果患者给出的起始时间模糊，应
力图通过各种方式得到更确切的信息，例如把起始时间与
客观的生活事件联系起来）

_____

起始时间：_____年 _____月

b. 你能想起任何可能导致这些问题的事情吗？

_____

_____

c. 在此期间，你是否处于某种压力之下？

是_____   否_____

这段时间里你的生活中发生了什么事情？

_____

_____

在以下方面，你是否遇到了困难或变故？

强迫症

41

(1) 家庭/人际关系: _____

(2) 工作/学业: _____

(3) 经济: _____

(4) 法律问题: _____

(5) 健康（自己或其他人）: _____

5. 除了现阶段你重复出现这些想法/冲动/想象/行为，在这之前，是否存在其他单独的时期有过类似问题？

是_____ 否_____

如果是，返回初始检查中的 2b 和 2c（第 36 页）。

如果否，转到**特定恐惧症**部分（第 46 页）。

Ⅲ. 过去阶段

A. 强迫观念

如果没有强迫观念，则转到强迫行为（第 43 页）。

现在我想问你一些问题，是关于过去重复出现的想法、想象或冲动的，这些现象大约始于_____，结束于_____（具体到某年某月）。

主要的强迫观念有: 1. _____

2. _____

询问每个强迫观念:

1a. 在那个阶段，你平均每天被这些观念困扰的时间占的比例是多少？

观念一: _____% 观念二: _____% 总计: _____%

b. 如果不确定的话，那么一般在一天当中，这些想法/想象/冲动所占用的时间是否在一个小时以上？

是_____否_____

2a. 当_____想法/想象/冲动困扰你时，你在多大程度上相信它是真的（0—100 量表，0=完全不信；100=完全相信）？

观念一: _____% 观念二: _____%

b. 在过去的那个阶段，你被_____想法/想象/冲动困扰时，即使这些想法/想象/冲动当时没有出现在你的脑海里，你在

多大程度上相信它们是真的？（0—100 量表）

观念一：_____%　观念二：_____%

3. 这些想法/想象/冲动是如何进入你的大脑的？（确定患者是否认可强迫观念是他/她自己想出来的）

_____

如果这些想法/想象/冲动有外加的迹象，那么它们是不是以前由外界事物强加于你的？

是_____　否_____

如果是，详细说明_____

4. 这些想法/想象/冲动是如何影响你的？这些想法/想象/冲动可能意味着什么让你担心？

_____

_____

B. 强迫行为

如果没有发现任何强迫行为的迹象，则转到过去症状（强迫观念和强迫行为；第 44 页）

现在我想问你一些问题，是关于过去重复出现的行为或心理活动，这些问题大约始于_____，结束于_____（具体到某年某月）。

主要的强迫行为有：1. _____

2. _____

询问每个强迫行为：

1a. 在那个阶段，你平均每天被这些行为困扰的时间所占的比例是多少？

行为一：_____%　行为二：_____%　总计：_____%

b. 如果不能确定的话，那么一般在一天当中，这些行为/心理活动所占用的时间是否在一个小时以上？

是_____　否_____

2. 你是否觉得重复这些行为/心理活动没有意义或比实际需要占用了更多时间？

是_____　否_____

详细说明：_____

如果否，当你被这些行为/心理活动困扰时，你是否感到过重复这些行为/心理活动没有意义或比实际需要占用了更多的时间？

是＿＿＿＿ 否＿＿＿＿

详细说明：＿＿＿＿＿＿＿＿＿＿＿＿＿＿＿＿＿＿＿

3a. 你压抑这些行为/心理活动的频率是多少？

＿＿＿＿＿＿＿＿＿＿＿＿＿＿＿＿＿＿＿＿＿＿

b. 如果你不能进行或没有完成这些行为，你会有多焦虑？

＿＿＿＿＿＿＿＿＿＿＿＿＿＿＿＿＿＿＿＿＿＿

c. 如果不进行这些行为，你担心会发生什么？

＿＿＿＿＿＿＿＿＿＿＿＿＿＿＿＿＿＿＿＿＿＿

C. 过去症状（强迫观念和/或强迫行为）

1. 这些重复性想法/想象/冲动/行为/心理活动是怎样影响你的生活的？（如日常事务、工作、社交活动等方面）这些症状对你有多大的困扰？

＿＿＿＿＿＿＿＿＿＿＿＿＿＿＿＿＿＿＿＿＿＿

影响程度：＿＿＿＿＿ 困扰程度：＿＿＿＿＿

0 —— 1 —— 2 —— 3 —— 4 —— 5 —— 6 —— 7 —— 8
无　　　　轻微　　　　中度　　　　严重　　极其严重

2. 在这些重复性想法/想象/冲动/行为出现前后，你是否定期服用过任何类型的药物？（包括可成瘾药物、处方药）

是＿＿＿＿ 否＿＿＿＿

详细说明（药物类型、剂量和服用的日期）：＿＿＿＿＿

＿＿＿＿＿＿＿＿＿＿＿＿＿＿＿＿＿＿＿＿＿＿

3. 过去有这些重复性想法/想象/冲动/行为时，你是否存在某些生理状况？

是＿＿＿＿ 否＿＿＿＿

详细说明（问题类型、发作/缓解的日期）：＿＿＿＿＿

＿＿＿＿＿＿＿＿＿＿＿＿＿＿＿＿＿＿＿＿＿＿

4a. 从什么时候起，这些重复性想法/想象/冲动/行为的持续出现（每天一小时以上），使你被这些症状困扰，或者它们以某种方式干扰了你的生活？从而使之成为一个问题。（注

意：如果患者给出的起始时间模糊，应力图通过各种方式得到更确切的信息，例如把起始时间与客观生活事件联系起来）

起始时间：_____年 _____月

b. 你能想起任何可能导致这些问题的事情吗？ _____

_____

c. 在此期间，你是否处于某种压力之下？
　　　　　　　　　　　是_____　否_____

那时候发生了什么？

_____

_____

在以下方面，你是否遇到了困难或变故？
(1) 家庭/人际关系：_____
(2) 工作/学业：_____
(3) 经济方面：_____
(4) 法律问题：_____
(5) 健康（自己/他人）：_____

5a. 什么时候起这些症状不再是个问题，也就是说它们不再浪费你的时间，也不再反复出现，你也不再被它们困扰，它们不再影响你的生活了？

_____

_____

缓解时间：_____年 _____月

b. 你能想起这些症状消退的原因吗？

_____

6. 在前面所提到的有重复性的想法/想象/冲动/行为阶段前后，是否有其他单独的时期你有类似的问题？
　　　　　　　　　　　是_____　否_____

如果是，请回到前面初始检查中的 2b 和 2c（第 36 页）。
如果否，转入**特定恐惧症**部分（第 46 页）。

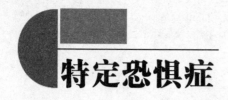

特定恐惧症

Ⅰ. 初始检查

用下面的量表，对每种情况分别进行恐惧水平和回避程度的等级评定。

0 —— 1 —— 2 —— 3 —— 4 —— 5 —— 6 —— 7 —— 8

无恐惧/　　轻微恐惧/　中度恐惧/　　严重恐惧/　极其恐惧/
不回避　　很少回避　偶尔回避　　经常回避　总是回避

就每种情况的当前阶段和过去阶段进行询问：

1. 当前阶段，你是否出现过恐惧感或觉得有必要回避下面的事物：

过去阶段，你是否出现过恐惧感或觉得有必要回避下面的事物：

如果患者认为当前阶段存在对特定对象的恐惧，在询问其过去阶段对相同的事物或情境的恐惧时，需要询问这种恐惧是不是单独的不连续的（如："**在有这种恐惧感之前，是否存在一些你不受其困扰的时间?**"）在备注的空白处记录下其他有用的临床信息（如随该情境出现的恐惧频率）。

	当前阶段			过去阶段	
	恐惧	回避	备注	恐惧	回避
a. 动物（如蛇、蜘蛛、狗、蜜蜂/虫）					
b. 自然环境 高地 暴风雨 水					
c. 血/注射/损伤：自己的					

小伤口流血 ＿＿＿ ＿＿＿ ＿＿＿ ＿＿＿ ＿＿＿

注射 ＿＿＿ ＿＿＿ ＿＿＿ ＿＿＿ ＿＿＿

抽血 ＿＿＿ ＿＿＿ ＿＿＿ ＿＿＿ ＿＿＿

d. 血/注射/损伤：他人的

小伤口流血 ＿＿＿ ＿＿＿ ＿＿＿ ＿＿＿ ＿＿＿

注射 ＿＿＿ ＿＿＿ ＿＿＿ ＿＿＿ ＿＿＿

抽血 ＿＿＿ ＿＿＿ ＿＿＿ ＿＿＿ ＿＿＿

e. 情境

坐飞机 ＿＿＿ ＿＿＿ ＿＿＿ ＿＿＿ ＿＿＿

电梯/狭小封闭空间 ＿＿＿ ＿＿＿ ＿＿＿ ＿＿＿ ＿＿＿

驾驶 ＿＿＿ ＿＿＿ ＿＿＿ ＿＿＿ ＿＿＿

f. 其他

看牙/就医 ＿＿＿ ＿＿＿ ＿＿＿ ＿＿＿ ＿＿＿

呼吸困难 ＿＿＿ ＿＿＿ ＿＿＿ ＿＿＿ ＿＿＿

呕吐 ＿＿＿ ＿＿＿ ＿＿＿ ＿＿＿ ＿＿＿

感染疾病 ＿＿＿ ＿＿＿ ＿＿＿ ＿＿＿ ＿＿＿

如果没有发现恐惧/回避的任何迹象，
转到**创伤后应激障碍**部分（第 53 页）。

Ⅱ. 当前阶段

请完成对每一项特定恐惧的临床严重性的评估：

如果证据表明存在病史，以如下提问开始：**现在，我想就
当前你的特定恐惧提一系列问题。**

A. 特定恐惧　#1：＿＿＿＿＿＿＿＿＿＿＿＿＿＿＿＿

1. 你担心在这种情境下会发生什么？＿＿＿＿＿＿＿＿＿＿

＿＿＿＿＿＿＿＿＿＿＿＿＿＿＿＿＿＿＿＿＿＿＿＿＿＿

2. 你是否几乎每次面对＿＿＿＿时都会焦虑？

是＿＿＿＿　否＿＿＿＿

3. 你是否一进入或即将进入该情境中就会焦虑，还是说有时焦
虑会延迟出现或是突如其来地发生？

立刻＿＿＿＿　延迟＿＿＿＿

4a. 你是否会因为担心可能出现突然的惊恐发作，而对这种情境感到焦虑？

是_____　否_____

如果是，

b. 除了暴露在_____前时，你是否体验过突如其来的激增的恐惧/焦虑？

是_____　否_____

如果是，在哪里发生的？_____

如果 4a 和 4b 回答为"是"，考虑这种恐惧是否属于惊恐障碍。

5. 这些恐惧是怎样影响你的生活的（如日常事务、工作、社交活动等方面）？这些症状对你有多大的困扰？

_____

_____

影响程度：_____　困扰程度：_____

0 —— 1 —— 2 —— 3 —— 4 —— 5 —— 6 —— 7 —— 8

无　　轻微　　　中度　　　严重　极其严重

6a. 从什么时候起这种对_____的焦虑引起了很多压力或干扰了你的生活，从而使之成为一个问题？（注意：如果患者给出的起始时间模糊，应力图通过各种方式得到更确切的信息，例如把起始时间和客观的生活事件联系起来）

_____

起始时间：_____年_____月

b. 你能想起任何可能导致这些问题的事情吗？_____

_____

B. 特定恐惧　#2：_____

1. 你担心在这种情境下会发生什么？_____

_____

2. 你是否每次面对_____时都会焦虑？

是_____　否_____

3. 你是否一进入或即将进入该情境中就会焦虑还是说有时焦虑会延迟出现或是突如其来地发生？

立刻_____　延迟_____

4a. 你是否会因为担心可能出现突然的惊恐发作，而对这种情境感到焦虑？

是_____　否_____

48

如果是，

b. 除了暴露在_____前时，你是否体验到过突如其来的激增的恐惧/焦虑？

是_____ 否_____

如果是，在哪里发生的？ _____

如果 4a 和 4b 回答为"是"，考虑这种恐惧是否属于惊恐障碍。

5. 这些恐惧是怎样干扰你的生活的？（如日常事务、工作、社交活动等方面）这些症状对你有多大的困扰？

_____

_____

影响程度：_____ 困扰程度：_____

0 —— 1 —— 2 —— 3 —— 4 —— 5 —— 6 —— 7 —— 8
无　　　　轻微　　　　中度　　　　严重　　极其严重

6a. 从什么时候起这种对_____的焦虑引起了很多压力或干扰了你的生活，从而使之成为一个问题？（注意：如果患者给出的起始时间模糊，应力图通过各种方式得到更确切的信息，例如把起始时间和客观的生活事件联系起来）

_____

起始时间：_____年_____月

b. 你能想起任何可能导致这种恐惧的事情吗？ _____

_____

Ⅲ. 过去阶段

请完成对每一项特定恐惧的临床严重性的评估：

现在，我想就过去阶段的特定恐惧提一系列问题。

A. 特定恐惧　#1：_____

1. 你担心在这种情境下会发生什么：_____

_____

2. 你是否几乎每次面对_____时都会焦虑？

是_____ 否_____

3. 你是否一进入或即将进入该情境中就会焦虑，还是说有时焦虑会延迟出现或是突如其来地发生？

立刻_____ 延迟_____

特定恐惧症

49

4a. 你是否会因为担心可能出现突然的惊恐发作，而对这种情境感到焦虑？

是_____ 否_____

如果是，

b. 除了暴露在_____前时，你是否体验到过突如其来的激增的恐惧/焦虑？

是_____ 否_____

如果是，在哪里发生的？ _____

如果 4a 和 4b 回答为"是"，考虑这种恐惧是否属于惊恐障碍。

5. 这些恐惧是怎样影响你的生活的？（如日常事务、工作、社交活动等方面）这些症状对你有多大的困扰？

_____

_____

影响程度：_____ 困扰程度：_____

0 —— 1 —— 2 —— 3 —— 4 —— 5 —— 6 —— 7 —— 8

无　　　　轻微　　　　中度　　　　严重　　　极其严重

6a. 从什么时候起这种对_____的焦虑引起了很多压力或干扰了你的生活，从而使之成为一个问题？（注意：如果患者给出的起始时间模糊，应力图通过各种方式得到更确切的信息，例如把起始时间和客观的生活事件联系起来）

_____

起始时间：_____年 _____月

b. 你能想起任何可能导致这些恐惧的事情吗？ _____

_____

7a. 什么时候起你对_____的焦虑不再是个问题，也就是说你在面对_____时感到舒服，或你已经不再苦恼或它不再干扰你的生活了？

_____

缓解时间：

_____年 _____月

b. 你能想起使你不再对这些情境感到焦虑的原因吗？ _____

_____

B. 特定恐惧 ＃2：_____

1. 你担心在这种情境下会发生什么：_____

_____

2. 你是否每次面对_____时都会焦虑？

是_____　　否_____

3. 你是否一进入或即将进入该情境中就会焦虑，还是说有时焦虑，会延迟出现或是突如其来地发生？

立刻_____　　延迟_____

4a. 你是否因为担心可能出现突然的惊恐发作，而对这种情境感到焦虑？

是_____　　否_____

如果是，

b. 除了暴露在_____前时，你是否体验过突如其来的激增的恐惧/焦虑？

是_____　　否_____

如果是，在哪里发生的？　_____

如果 4a 和 4b 回答为"是"，考虑这种恐惧是否属于惊恐障碍。

5. 这些恐惧是怎样影响你的生活的？（如日常事务、工作、社交活动等方面）这些症状对你有多大的困扰？

_____

_____

影响程度：_____　　困扰程度：_____

0 —— 1 —— 2 —— 3 —— 4 —— 5 —— 6 —— 7 —— 8

无　　　　轻微　　　　中度　　　　严重　　极其严重

6a. 从什么时候起这种对 _____ 的焦虑引起了很多压力或干扰了你的生活，从而使之成为一个问题？（注意：如果患者给出的起始时间模糊，应力图通过各种方式得到更确切的信息，例如把起始时间和客观的生活事件联系起来）

_____

起始时间：_____年 _____月

b. 你能想起任何可能导致这些恐惧的事情吗？　_____

_____

7a. 什么时候起你对_____的焦虑不再是个问题，也就是说你在面对_____时感到舒服，或你已经不再苦恼或它不再干扰你的生活了？

_____

缓解时间：

_____年 _____月

特定恐惧症

51

b. 你能想起使你不再对这些情境感到焦虑的原因吗?

_____

_____

Ⅳ. 调查

询问应针对当前的困扰阶段:

惊恐发作症状

特定恐惧 #1: _____

当你面对_____时,是否感到_____?

0 —— 1 —— 2 —— 3 —— 4 —— 5 —— 6 —— 7 —— 8

　无　　　　轻微　　　　中度　　　　严重　　极其严重

1. 心悸、心怦怦跳或心跳加快　　　　**9.** 头昏、站不稳、头重脚轻

　　　　　　　　　　　　　　　　　　或晕倒　　　　_____

2. 冒汗　　　　_____　　　　**10.** 不真实感或自我分离感

3. 颤抖/哆嗦　　　　_____

4. 气短或胸闷　　　　_____　　**11.** 麻木或刺痛感

5. 窒息感　　　　_____　　**12.** 濒临死亡的恐惧感　_____

6. 胸痛或不舒服　　　　_____　　**13.** 害怕将要发疯

7. 恶心或腹部难受　　　　_____　　**14.** 害怕做出无法控制的事情

8. 寒战或潮热　　　　_____

特定恐惧 #2: _____

当你碰到_____时,是否感到_____?

0 —— 1 —— 2 —— 3 —— 4 —— 5 —— 6 —— 7 —— 8

　无　　　　轻微　　　　中度　　　　严重　　极其严重

1. 心悸、心怦怦跳或心跳加快　　　　**9.** 头昏、站不稳、头重脚轻

　　　　　　　　　　　　　　　　　　或晕倒　　　　_____

2. 冒汗　　　　_____　　　　**10.** 不真实感或自我分离感

3. 颤抖/哆嗦　　　　_____

4. 气短或胸闷　　　　_____　　**11.** 麻木或刺痛感　_____

5. 窒息感　　　　_____　　**12.** 濒临死亡的恐惧感　_____

6. 胸痛或不舒服　　　　_____　　**13.** 害怕将要发疯

7. 恶心或腹部难受　　　　_____　　**14.** 害怕做出无法控制的事情

8. 寒战或潮热

创伤后应激障碍/急性应激障碍

Ⅰ.初始检查

1a. 你是否经历或者目睹过某一创伤性或者使你生命受到威胁的事件，比如遭受袭击、强奸，看到某人受到严重伤害，或者看到某人被杀害，或看到一场血腥的搏斗，或者目睹一场事故，或是经历过天灾人祸？

是_____否_____

如果是，请说明事件所发生的时间和事件的性质；如果该事件是持续发生的，请说明创伤性事件结束的时间（比如持续存在身体受虐的情况）：

_____

b. 如果事情发生在你儿时，你是否还能回忆起这件事情？

是_____否_____

如果是，请指出事件所发生的时间和事件的性质；如果该事件是持续发生的，请具体说明创伤性事件结束的时间（比如持续存在身体受虐的情况）：

_____

_____

如果 1a 和 1b 都不符合你的情况的话，
那么请转到**重性抑郁**部分（第 63 页）。

c. 在事情发生时，你有怎样的情绪反应？（在 1a 和 1b 所报告的创伤性事件的基础上再详述一下）

_____

_____

如果你不能确定你当时的情绪反应，那么你当时是否体验到**极度害怕、无助或恐惧感？**

是_____ 否_____

d. 当前，你是否因为与这件事有关的记忆、想法或者梦境的反复出现而感到困扰，或者是看到某些事物或听到某些声音时，让你联想到那个创伤性的事件，进而让你感到痛苦？

是_____ 否_____

如果是，你是在这个创伤性事件发生后多久有上述体验的？

_____

转到 2a。

e. 如果你的回答是否定的话，**在此创伤性事件的发生之后，你是否曾经因重复出现的、痛苦的记忆、梦境及/或者想法而感到困扰？**

是_____ 否_____

如果否，转到 3。
在创伤性事件发生多久以后，你开始有上述的体验？上述体验是什么时候结束的？

_____

_____

2a. 除了最近这一段时间你持续受到困扰之外，是否还有其他单独的时期你也受到类似现象的困扰？

是_____ 否_____

如果否，转到 3。

b. 在近来因关于这件事情的记忆、想法或梦境的反复出现而受到困扰之前，是否有一长段时间你没有这样的感觉？

是_____ 否_____

c. 这两种不同的阶段之间间隔了多长时间？这些不同的阶段都是从何时到何时？

_____

3. 重复体验症状

如果患者没有报告当前或过去的重复体验（比如在 1d、1e 中回答为"否"），只询问当前情境中的情况。如果患者报告了当前或过去的重复体验（比如 1d、1e 至少有一项回答为是），询问当前和过去的重复体验情况。特别要注意，如果证据表明存在病史，要对此进行求证（例如：**"在这些持续的症状出现之前，是否存在你不受影响的时期？"**）。在每个条目下面的空白处记录患者症状的详细内容和性质（如引发创伤痛苦的线索）。使用备注部分来注明有用的临床信息（比如表明有间歇性病史的数据，以及与急性应急障碍相一致的症状的时程）。

对于每个重复体验的症状，用下面的量表和所列问题来评定重复症状/痛苦的等级（比如频率和强烈程度）。

重复症状/痛苦

当病人对 1d 或者 1e 的回答为"是"时，询问病人以下问题：

你多久体验一次_____症状？当此症状再次发生时，你有多么痛苦？

当病人对 1d 或者 1e 的回答为"否"时，询问病人以下问题：

在创伤性事件发生后一个月内，你是否体验过_____？你大概每隔多久会体验到_____？该症状再次出现时你有多痛苦？

```
0 —— 1 —— 2 —— 3 —— 4 —— 5 —— 6 —— 7 —— 8
没有/      很少/        偶尔/        经常/        总是/
无        轻微        中度        严重        极其严重
```

	当前阶段	备注	过去阶段

a. 反复闯入性地回忆这件事（包括景象、想法、知觉）

_____   _____ _____ _____

b. 反复地梦及此事件

_____   _____ _____ _____

c. 仿佛创伤性事件正在重现的反应和体验（比如闪回、错觉、幻想或这种体验的生动再现感）

_____   _____ _____ _____

d. 暴露于唤起创伤性事件的内心或外界线索时，出现强烈的痛苦烦恼

_____   _____ _____ _____

e. 暴露于唤起创伤性事件的内心或外界线索之时，出现生理反应

_____   _____   _____   _____

如果没有证据表明当前或者过去有重复体验症状，

那么转到**重性抑郁**部分（第 63 页）。

Ⅱ. 当前阶段

如果过去存在病史，且不与当前的病史连续，以这样的问题开始：**如果你体验过与此创伤性事件相关的痛苦的记忆/梦境/想法反复出现的话，现在请你回答一下关于你当前情况的一系列问题。**

具体指出创伤性事件：_____

**1. 自此事件发生以来，你体验到以下症状的频率是多少？
_____其严重程度如何？_____这些症状是在该事件发生/开始后才出现的吗？**（不要记录和其他如惊恐、抑郁、广泛性焦虑障碍等情况相关的症状）

```
0 —— 1 —— 2 —— 3 —— 4 —— 5 —— 6 —— 7 —— 8
```

没有/	很少/	偶尔/	经常/	总是/
无	轻微	中度	严重	极其严重

**严重程度 自创伤性事件
发生以来**

a. 回避能够引起创伤回忆的想法、情绪或谈话

_____   ....

b. 回避能够引起创伤回忆的活动、情境或者人物

_____

c. 无法回忆此创伤的重要方面   _____   ....

d. 失去兴趣并且/或者减少参与重要活动

_____   是   否

e. 有分离感或者情感上远离他人   _____   是   否

f. 情感受限（例如无法有快乐或是爱的感觉）

_____   是   否

g. 感觉看不到未来（例如，对事业、

婚姻或正常的寿命没有期待） _____ 是 否

2. 自此事件发生以来，你体验到以下症状的频率是多少？
_____ 其严重程度如何？_____ 这些症状是在该事件发生/开始后才出现的吗？（不要记录和其他如惊恐、抑郁和广泛性焦虑等障碍相关的症状）

0 —— 1 —— 2 —— 3 —— 4 —— 5 —— 6 —— 7 —— 8

没有/	很少/	偶尔/	经常/	总是/
无	轻微	中度	严重	极其严重

	严重程度	自创伤性事件 发生以来
a. 难以入睡或睡得不深	_____	是 否
b. 易激惹或易发怒	_____	是 否
c. 难以集中注意力	_____	是 否
d. 警觉过高（例如对周围环境持续保持警觉）	_____	是 否
e. 过度的惊吓反应	_____	是 否

3. 这些反复出现而令人困扰的记忆/想法/梦境以及与此事件相关的症状是怎样影响你的生活的？（如日常事务、工作、社交活动等方面）这些症状对你有多大困扰？

_____

_____

影响程度：_____ 困扰程度：_____

0 —— 1 —— 2 —— 3 —— 4 —— 5 —— 6 —— 7 —— 8

没有/	很少/	偶尔/	经常/	总是/
无	轻微	中度	严重	极其严重

如果不是很确定创伤性事件是什么时候发生的话，那么询问：

4a. 你是否记得该事件发生的具体日期？（**注意**：如果患者记不清楚事件所发生的日期的话，应力图通过各种方式得到更确切的信息，例如把发生日期和客观的生活事件联系起来）

_____

事件发生的日期：_____ 年 _____ 月

如果这件事情曾经持续了一段时间（比如重复出现的身体虐待），询问：

b. 你能记起该事件结束的具体日期吗？

_____

事件结束的日期：_____ 年_____ 月

如果对这一障碍出现的时间不是很确定的话，那么询问：

5a. 从何时开始，这些反复出现而令人困扰的记忆/想法/梦境，以及与之相关的症状持续发生，在某种程度上干扰了你的生活从而使之成为一个问题？（注意：如果患者记不清楚事件所发生的日期的话，应力图通过各种方式得到更确切的信息，例如把症状出现和客观的生活事件联系起来）

_____

　　　发作的日期：_____ 年_____ 月

b. 你是在此事件发生/出现后多久开始有反复而令人困扰的记忆/想法/梦境以及其他与之相关的症状的？

_____

　　　注意：

　　　　　如果症状在应激事件发生后至少6个月才出现的话，就是**延发性创伤后应激障碍**。如果症状出现在应激事件发生后4周内并且持续不到4周，则考虑急性应激障碍（第61页）。

6. 除了目前阶段你有上述的反复而痛苦的记忆/想法/梦境之外，在这之前，是否存在其他单独的时期曾因这一事件或其他事件有过类似问题？

　　　　　　　　　　　　　是_____否_____

如果是，返回初始检查中的2b和2c（第54页），如果存在另外的创伤性事件，在1a和1b中记录事件发生的时间和事件的性质。

如果否，转到**重性抑郁**部分（第63页）。

Ⅲ. 过去阶段

　　　现在我想询问你一系列关于过去阶段的问题，你经历关于该事件的重复出现和令人困扰的记忆/想法/梦境大约始于_____，结束于_____（具体年月）。

　　　具体创伤事件：_____

1. 在该时间发生/出现后，你体验到以下症状的频率是怎样的？＿＿＿＿其严重程度如何？＿＿＿＿这些症状是在该事件发生/开始后才出现的吗？（不要记录和惊恐、抑郁、广泛性焦虑障碍等情况相关的症状）

0 —— 1 —— 2 —— 3 —— 4 —— 5 —— 6 —— 7 —— 8

| 没有/ | 很少/ | 偶尔/ | 经常/ | 总是/ |
| 无 | 轻微 | 中度 | 严重 | 极其严重 |

**严重程度　自创伤性事件
发生以来**

a. 回避能够引起创伤回忆的想法、情绪或与事件相关的谈话

＿＿＿＿　...........

b. 回避能够引起创伤回忆的活动、情境或者人物

＿＿＿＿　...........

c. 无法回忆此创伤的重要方面　＿＿＿＿　...........

d. 失去兴趣并且/或者减少参与重要活动　＿＿＿＿　是　否

e. 有分离感或者情感上远离他人　＿＿＿＿　是　否

f. 情感受限（例如无法有快乐或是爱的感觉）　＿＿＿＿　是　否

g. 感觉看不到未来（例如，对事业、婚姻和正常的寿命没有期待）　＿＿＿＿　是　否

2. 在该时间发生/出现后，你多长时间经历一次？＿＿＿＿严重程度如何？＿＿＿＿你只有在事件发生/出现之后才有症状吗？（不要记录与其他情境有关的症状，例如恐慌、抑郁、广泛焦虑障碍等）

0 —— 1 —— 2 —— 3 —— 4 —— 5 —— 6 —— 7 —— 8

| 没有/ | 很少/ | 偶尔/ | 经常/ | 总是/ |
| 无 | 轻微 | 中度 | 严重 | 极其严重 |

**严重程度　自创伤性事件
发生以来**

a. 难以入睡或睡得不深　＿＿＿＿　是　否

b. 易激惹或易发怒　＿＿＿＿　是　否

c. 难以集中注意力　＿＿＿＿　是　否

d. 警觉过高（例如对周围环境持续保持警觉）　＿＿＿＿　是　否

e. 过度的惊吓反应　　　　　　　＿＿＿＿＿　　是　否

3. 这些反复出现而令人困扰的记忆/想法/梦境以及与之相关的症状是怎样影响你的生活的？（如日常事务、工作、社交活动等方面）这些症状对你有多大的困扰？

＿＿＿＿＿＿＿＿＿＿＿＿＿＿＿＿＿＿＿＿＿＿＿

影响程度：＿＿＿＿　　困扰程度：＿＿＿＿

0 —— 1 —— 2 —— 3 —— 4 —— 5 —— 6 —— 7 —— 8

无　　　　轻微　　　　中度　　　严重　　　极其严重

如果对创伤性事件什么时候发生/出现不够确定，询问：

4a. 你是否记得该事件发生的具体日期？（注意：如果病人记不清事件发生日期的话，应力图通过各种方式得到更确切的信息，例如把发生日期和客观的生活事件联系起来）

＿＿＿＿＿＿＿＿＿＿＿＿＿＿＿＿＿＿＿＿＿＿＿

事件发生的日期：＿＿＿＿＿年＿＿＿＿＿月

如果这件事情曾经持续了一段时间（例如重复出现的身体虐待），询问：

b. 你能记起事件结束的具体日期吗？

＿＿＿＿＿＿＿＿＿＿＿＿＿＿＿＿＿＿＿＿＿＿＿

事件结束的日期：＿＿＿＿＿年＿＿＿＿＿月

如果对这一障碍出现的时间不是很确定的话，那么询问：

5a. 在过去阶段，从何时起，这些反复出现和令人困扰的记忆/想法/梦境，以及与之相关的症状持续出现，在某种程度上干扰了你的生活，从而使之成为一个问题？（注意：如果患者记不清事件发生的日期的话，应力图通过各种方式得到更确切的信息，例如把症状出现和客观的生活事件联系起来）

＿＿＿＿＿＿＿＿＿＿＿＿＿＿＿＿＿＿＿＿＿＿＿

发作的日期：＿＿＿＿＿年＿＿＿＿＿月

b. 你是在此事件发生/出现后多久开始有反复而令人困扰的记忆/想法/梦境以及其他与之相关的症状的？

＿＿＿＿＿＿＿＿＿＿＿＿＿＿＿＿＿＿＿＿＿＿＿

注意：

如果症状在应激事件发生后至少6个月才出现的话，则考虑延发性创伤后应激障碍。如果症状出现在应激事件发生后4周之内并且持续不到 4 周，则考虑急性应激障碍（第 61 页）。

6a. 从什么时候起这些症状不再是个问题，也就是说这些记忆/想法/梦境不再持续出现，你不再为之困扰？这些记忆和与之相关的症状不再影响你的生活了？

缓解时间：_____ 年_____ 月

b. 你能想起这些症状对你来说不再是个问题的原因吗？

_____

_____

7. 在过去这个反复出现令人困扰的记忆/想法/梦境的阶段前后，是否有我们没有谈到的其他单独的你有类似问题的时期？

是_____ 否_____

如果是，回到初始检查中的 2b 和 2c（第 54 页）。如果有证据表明存在另外的创伤性事件，在 1a 或者 1b 中记录该事件的类型及日期。

如果回答否，转到**重性抑郁**部分（第 63 页）。

Ⅳ. 急性应激障碍

如果确定病人经历过创伤性事件，有重复体验、回避能引起创伤回忆的刺激、明显的焦虑或警觉症状，且这些症状出现在创伤性事件发生后的一个月内，持续时间不超过 4 周，那么就请使用这一部分来给病人进行诊断。

具体说明一下所发生的创伤性事件：_____

1. 自此事件发生以来，你体验到以下症状的频率是怎样的？
_____其严重程度如何？_____（不要记录和其他如惊恐、抑郁和广泛性焦虑障碍等情况相关的症状）

```
0 —— 1 —— 2 —— 3 —— 4 —— 5 —— 6 —— 7 —— 8
没有/     很少/       有时/      时常/      总是/
无        轻微        中度       严重      极其严重
```

	严重程度		
	当前	备注	过去
a. 麻木、疏离或没有情感反应	_____	_____	_____
b. 对周围的觉察能力降低（例如"发呆"）			
	_____	_____	_____

c. 现实解体感　　　　　　　　　 _____ _____ _____

d. 人格解体　　　　　　　　　　 _____ _____ _____

e. 无法回忆此创伤事件的重要方面　 _____ _____ _____

f. 坐立不安　　　　　　　　　　 _____ _____ _____

注意：不能将上述（1f）的运动神经性不安的症状作为急性应激障碍的 B 族症状，但是可以作为 E 族的诊断标准（E 族中剩下的诊断标准的等级评定可以参照前面的创伤性应激障碍的评定标准）。

2a. 你是在创伤事件发生后多久出现上述症状的？

过去阶段：_____

当前阶段：_____

如果存在过去的障碍，询问：

b. 这些症状持续了多长时间？

_____

3. 在你有这些症状的时期，你是否定期服用过任何类型的药物？（包括可成瘾药物、处方药）

　　　　　　　　　　　　　　　 是_____否_____

详细说明（药物类型、剂量和服用的日期）：

过去阶段：_____

当前阶段：_____

4. 在这段/那段时期，你是否存在某些生理状况？

　　　　　　　　　　　　　　　 是_____否_____

详细说明一下这种状况的情况；它们发作的时间/它们缓解的时间：

过去阶段：_____

当前阶段：_____

重性抑郁

I. 初始检查

1a. 当前你是否感觉到抑郁、悲伤、空虚或者对所有（或几乎所有）活动都失去了兴趣？

抑郁：是_____ 否_____

丧失兴趣：是_____ 否_____

b. 当前是否有人说你的情绪似乎越来越低落、看到你流泪，或者发现你对日常活动越来越没有兴趣了？

抑郁：是_____ 否_____

丧失兴趣：是_____ 否_____

如果对 1a 和 1b 为"否"，继续询问 1c。

如果对 1a 或 1b 为"是"，转到 2a。

c. 你是否曾经感觉到抑郁、悲伤、空虚或者对所有（或几乎所有）活动都失去了兴趣或乐趣，并且对这样的体验有过两周或两周以上的时间？

抑郁：是_____ 否_____

丧失兴趣：是_____ 否_____

如果是，那么最近这样的体验发生在什么时候？

_____

如果对 1a、1b、1c 回答为"是"或者不是很确定的话，继续询问病人。

如果对 1a、1b、1c 回答为"否"的话，转到

心境恶劣障碍部分（第 71 页）。

2a. 除了近来你感觉抑郁或者是丧失兴趣，是否还有其他单独的时期你也有类似的感觉？

是_____ 否_____

如果否，转到当前阶段。

b. 在近来你感觉抑郁或者是丧失兴趣之前，是否有一长段时间你没有这样的感觉？

是_____ 否_____

c. 这两种不同的阶段之间间隔了多久？这些不同的阶段都是从何时到何时？（确定病史之间是否至少有两个月的时间没有抑郁症状）

_____

II. 当前阶段

如果证据表明存在病史，以如下提问开始：**现在我要问你一些关于在近来感到抑郁或者丧失兴趣的问题。**

1. 你是否在最近的两周里几乎是每天都体验到了心境抑郁/对日常活动丧失兴趣？

抑郁：是_____否_____

丧失兴趣：是_____ 否_____

2. 在近来两周里，你是否体验过_____？是不是在过去两周内几乎每天都有_____ 体验？

（记录一下和过去两周期间相同且此刻所存在的症状；并且回忆一下和此前相比功能的变化）

0 —— 1 —— 2 —— 3 —— 4 —— 5 —— 6 —— 7 —— 8
无　　　　轻微　　　　中度　　　　严重　　　极其严重

严重程度　几乎每天

a. 体重明显减轻或增加（如一个月内体重变化超过原体重的5%），食欲减退或增加　　　　　_____　　是　否

b. 失眠或嗜睡　　　　　_____　　是　否

c. 神经性运动激越或迟滞是否坐立不安或者反应迟钝以至于不能行动或对话？（必须是可观察到的）

_____　　是　否

64

d. 精力不足或疲倦乏力 _____ 是 否

e. 无价值感或过度的、不适宜的负罪感。**你是否因某些事情自责或有内疚感?** _____ 是 否

f. 注意力难以集中、思维缓慢或犹豫不决。**你是否思维缓慢难以作出决定?** _____ 是 否

g. 反复想到死亡或自杀。**你是否想到过死亡或自残?这种冲动有多强烈?** _____ ....

　　如果对 2g 回答为"是"的话,询问患者的自杀想法或意图的程度(比如以前是否有过自杀意图、当前是否有自杀的计划、计划到了什么程度、打算通过什么方式来实行自杀、是否具有指出生活的意义的能力):

_____

3. 上述的抑郁症状是怎样干扰你的生活的? (如日常事务、工作、社交活动等方面) 它们对你有多大的困扰?

_____

　　影响程度: _____ 困扰程度: _____

0 —— 1 —— 2 —— 3 —— 4 —— 5 —— 6 —— 7 —— 8

无　　　　轻微　　　　中度　　　严重　　　极其严重

4. 在这些症状开始之前或者是自从有这些症状以来,你是否定期地服用某种药物?(包括可成瘾药物、处方药)

　　　　　　　　　　　　　是_____ 否_____

详细说明 (药物类型、剂量和服用的日期): _____

_____

5. 在这些症状开始之前或者是自从有这些症状以来,你是否存在某些生理状况?(如怀孕、甲状腺机能减退、低血糖等)

　　　　　　　　　　　　　是_____ 否_____

具体情况 (问题类型、发作/缓解的时间): _____

6a. 从什么时候起,抑郁及其伴随症状因为持续存在 (比如几乎是每天发生),让你苦恼,并且在某种程度上干扰了你的生活,从而使之成为一个问题? (注意:如果患者给出的起始时间模糊,应力图通过各种方式得到更确切的信息,例

如把起始时间和客观的生活事件联系起来）

_____

起始时间：_____年_____月

b. 你能想起任何可能导致这样的困扰的事情吗？

_____

_____

c. 最近这段时间里，你是否处于某种压力之下？

是_____否_____

在这期间，你的生活中发生了什么事情？

_____

_____

在以下方面，你是否遇到了困难或变故？

(1) 失去至亲：_____

(2) 家庭/人际关系：_____

(3) 工作/学业：_____

(4) 经济：_____

(5) 法律问题：_____

(6) 健康（自己/其他人）：_____

　　注意： 如果抑郁症状是在失去了至亲后的两个月内出现的话，考虑丧亲的诊断。

7. 除了此刻体验到抑郁/对事物丧失兴趣之外，在这之前，是否存在其他单独的时期有过类似问题？

是_____否_____

如果是，返回初始检查中的 2b 和 2c（第 64 页）。

如果否，转到**心境恶劣障碍**部分（第 71 页）。

Ⅲ. 过去症状

　　现在我想问你一些关于在过去的某个阶段你感到抑郁/丧失兴趣的问题，这个阶段大约始于_____，结束于_____（具体年月）。

　　如果有证据表明过去阶段有不止一段病史，询问：

　　你经历的抑郁/对日常活动丧失兴趣的程度最糟糕或最严重

是什么时候？

_____

　　列出过去阶段的日期（症状出现和缓解的日期），（如果病人报告当前的一个阶段为最严重的阶段，则用到）

　　　　　　　最糟糕/过去的阶段一：从_____到_____

　　　　　　　过去的阶段二：从_____到_____

如果报告过去某阶段为最糟糕的阶段，先询问这个阶段：

1. 在_____（年）的这一阶段内，你是否至少有连续 2 周的时间几乎每天都感到抑郁/对日常活动丧失兴趣？

　　　　　　　最糟糕/过去的阶段一：是_____否_____

　　　　　　　过去的阶段二：是_____否_____

2. 在过去的 _____（年）这段时间内，你是否感到_____？你是否有连续两周或更久的时间几乎每天都感觉_____？（记录同一个"两周"内出现的症状，并对它们和之前的功能相比出现的变化进行描述）

　　　0 —— 1 —— 2 —— 3 —— 4 —— 5 —— 6 —— 7 —— 8

　　　无　　　轻微　　　中度　　　严重　　极其严重

　　　　　　最糟糕/过去阶段一　　　过去阶段二
　　　　　　严重程度　几乎　　严重程度　几乎
　　　　　　　　　　　每天　　　　　　　每天

a. 体重明显减轻或增加（如一个月内体重变化超过原体重的5%），食欲减退或增加　_____ 是　否 _____ 是　否

b. 失眠或嗜睡　　　　　　　　　_____ 是　否 _____ 是　否

c. 神经性运动激越或迟滞。**是否坐立不安或者是反应迟钝以至于不能行动或对话？**（必须是可观察到的）

　　　　　　　　　　　　　　　_____ 是　否 _____ 是　否

d. 精力不足或疲倦乏力 _____ 是　否 _____ 是　否

e. 无价值感或过度的、不适宜的负罪感。**你是否因某些事情自责或有内疚感？**　_____ 是　否 _____ 是　否

f. 注意力难以集中，思维缓慢或犹豫不决。**你是否思维缓慢，难以作出决定？**　_____ 是　否 _____ 是　否

g. 反复想到死亡或自杀。**你是否想到过自杀或自残？这种冲动有多强烈？**　_____ － － _____ － －

　　如果对 2g 回答为"是"，询问他/她关于自杀的计划和自杀

意向方面的问题。（如是否试图自杀过？有无自杀的实施计划？）

_____

3. 抑郁的症状是怎样干扰你的生活的？（如日常事务、工作、
社交活动等方面）这些症状对你有多大的困扰？

_____

_____

阶段一：评定影响程度：＿＿＿＿＿　　困扰程度：＿＿＿＿＿

阶段二：评定影响程度：＿＿＿＿＿　　困扰程度：＿＿＿＿＿

0 —— 1 —— 2 —— 3 —— 4 —— 5 —— 6 —— 7 —— 8

无　　　　轻微　　　　中度　　　严重　　　极其严重

4. 在整个过去的＿＿＿＿＿（年）中，当你有这些感觉时，你是
否定期地服用某种药物？（包括可成瘾药物、处方药）

　　　　　　　　　　阶段一：是＿＿＿＿＿　　否＿＿＿＿＿

　　　　　　　　　　阶段二：是＿＿＿＿＿　　否＿＿＿＿＿

详细说明（药物类型、剂量和服用的日期）：

_____

5. 在过去的＿＿＿＿＿（年）中，当你有这些感觉时，你是否出
现了某些生理状况？（如怀孕、甲状腺机能减退、低血糖等）

　　　　　　　　　　阶段一：是＿＿＿＿＿　　否＿＿＿＿＿

　　　　　　　　　　阶段二：是＿＿＿＿＿　　否＿＿＿＿＿

具体情况（问题类型、发作/缓解的时间）：

_____

6a. 在过去的＿＿＿＿＿（年）中，从什么时候，抑郁及其伴随
症状因为持续存在（比如几乎是每天发生），让你苦恼，并
且在某种程度上干扰了你的生活，从而使之成为一个问题？
（**注意**：如果患者给出的起始时间模糊，应力图通过各种方
式得到更确切的信息，例如把起始时间和客观的生活事件
联系起来）

_____

起始时间：＿＿＿＿＿年＿＿＿＿＿月

b. 你能想起任何可能导致这样的困扰的事情吗？

阶段一： _____

阶段二： _____

c. 那段时间，你是否处于某种压力之下？

阶段一：是_____ 否_____

阶段二：是_____ 否_____

那段时间，你的生活中发生了什么事情？

阶段一： _____

阶段二： _____

那时在以下几方面，你是否遇到了困难或变故？

（1）失去至亲：

  阶段一： _____

  阶段二： _____

（2）家庭/人际关系：

  阶段一： _____

  阶段二： _____

（3）工作/学业：

  阶段一： _____

  阶段二： _____

（4）经济：

  阶段一： _____

  阶段二： _____

（5）法律问题：

  阶段一： _____

  阶段二： _____

（6）健康（自己/其他人）：

  阶段一： _____

  阶段二： _____

注意：如果抑郁症状是在失去至亲后的两个月内出现并缓解的话，考虑丧亲的诊断。

7a. 什么时候抑郁及其伴随症状不再是个问题，也就是说它们不再持续存在，那些症状也不再令你烦恼，并且它们也不再干扰你的生活了？

缓解时间：阶段一：年_____月_____

重性抑郁

69

             阶段二：年_____月_____

b. 你能想起抑郁缓解的原因吗？

_____

8. 在抑郁/对日常活动丧失兴趣的这个过去阶段前后，是否有
    我们没有谈到的其他单独的你有类似问题的时期？

                     是_____   否_____

如果是，重新回到初始检查中的 2b 和 2c（第 64 页）。

如果否，转到**心境恶劣障碍**部分（第 71 页）。

心境恶劣障碍

Ⅰ. 初始检查

如果病人的症状符合抑郁症的标准的话，那么，以"除了在 _____（抑郁发作期）的其他时候"开始每个问题。

1a. 在过去两年中的多数日子里，是否在多数时间里你感觉情绪低落、沮丧或者伤心？

是_____ 否_____

b. 在过去的两年里，是否有人说你常常显得情绪低落、沮丧或者伤心？

是_____ 否_____

如果对 1a 和 1b 回答为"否"的话，继续回答 1c。

如果对 1a 或 1b 回答为"是"的话，转到 2a。

c. 你是否曾经在至少两年内或更长时间的多数日子里，有过情绪低落、沮丧或者伤心的情绪？

是_____ 否_____

如果是，最近一次有这样的情绪体验是在什么时候？

_____

如果对 1a、1b、1c 回答为"是"或者不是很确定的话，
继续询问病人。

如果对 1a、1b、1c 回答为"否"的话，转到

躁狂症/环性心境障碍部分（第 77 页）

2a. 除了最近你在多数时间里感觉情绪低落、沮丧或者伤心，是否还有其他单独的时期你也有类似感觉？

是_____ 否_____

如果否，转到当前阶段。

b. 近来你在多数时间里感觉情绪低落、沮丧或者伤心之前，是否有一长段时间你没有这样的感觉？

是_____ 否_____

c. 这两种不同的阶段之间间隔了多久？这些不同的阶段都是从何时到何时？〔如果存在重性抑郁发作，确定心境恶劣是否开始于重性抑郁缓解期（也就是 6 个月没有明显的抑郁症状），或者至少出现在抑郁发作两年以前〕

_____

Ⅱ. 当前阶段

如果证据表明存在病史，以如下提问开始：**现在我希望了解一些关于你目前感觉情绪低落或抑郁的问题，这个阶段开始于_____**（精确到年/月）。

1. 在过去两年内的多数日子里，你体验过抑郁情绪的日子占总天数的百分之几？

_____%

如果不确定的话，在过去至少两年内，你是否在大多数日子里有抑郁的情绪？

是_____ 否_____

2. 在过去两年内，你是否有过连续的 **2 个月或更久**的时间心情正常？

是_____ 否_____

如果是，那是在什么时候？从_____到_____

3. 在过去两年内，你抑郁时是否经常体验到_____？在过去两年内，你是否持续体验到 _____而不存在两个月或两个月以上没有这个症状的情况？

0 —— 1 —— 2 —— 3 —— 4 —— 5 —— 6 —— 7 —— 8
无　　　　轻微　　　　中度　　　　严重　　　极其严重

a. 食欲差或暴饮暴食 ＿＿＿＿＿ 是 否

b. 失眠或嗜睡。**是否有入睡困难或者睡眠过多的情况？**

＿＿＿＿＿ 是 否

c. 精力不足或疲倦乏力。**是否总是感到疲劳？**

＿＿＿＿＿ 是 否

d. 低自尊。**是否自我评价过低，感觉很失败？**

＿＿＿＿＿ 是 否

e. 难以集中注意力或者难以作出决定。 ＿＿＿＿＿ 是 否

f. 无望感。**是否对未来感到很悲观？** ＿＿＿＿＿ 是 否

4. 上述的抑郁症状是怎样影响你的生活的？（如日常事务、工作、社交活动等方面）它们对你有多大的困扰？

＿＿＿＿＿＿＿＿＿＿＿＿＿＿＿＿＿＿＿＿＿＿

＿＿＿＿＿＿＿＿＿＿＿＿＿＿＿＿＿＿＿＿＿＿

影响程度：＿＿＿＿＿　困扰程度：＿＿＿＿＿

0 —— 1 —— 2 —— 3 —— 4 —— 5 —— 6 —— 7 —— 8

　无　　　　轻微　　　　中度　　　　严重　　　极其严重

5. 在这些症状开始之前或者是自从有这些症状以来，你是否定期地服用某种药物？（包括可成瘾药物、处方药）

是＿＿＿＿＿否＿＿＿＿＿

详细说明（药物类型、剂量和服用的日期）：

＿＿＿＿＿＿＿＿＿＿＿＿＿＿＿＿＿＿＿＿＿＿

6. 自从有这些症状以来，你是否存在某些生理状况？（如怀孕、甲状腺机能减退、低血糖等）

是＿＿＿＿＿否＿＿＿＿＿

具体情况（问题类型、发作/缓解的时间）：

7a. 当前阶段，从什么时候起，抑郁及其伴随症状因为持续存在（比如几乎是每天发生），让你苦恼并且在某种程度上干扰了你的生活，从而使之成为一个问题？（注意：如果患者给出的起始时间模糊，应力图通过各种方式得到更确切的信息，例如把起始时间和客观的生活事件联系起来）

＿＿＿＿＿＿＿＿＿＿＿＿＿＿＿＿＿＿＿＿＿＿

起始时间：＿＿＿＿＿＿ 年＿＿＿＿＿ 月

心境恶劣障碍

73

b. 你能想起任何可能导致这样的困扰的事情吗？

_____

_____

c. 在最近这段时间里，你是否处于某种压力之下？

是_____ 否_____

在这期间，你的生活中发生了什么事情？

_____

_____

在以下几方面，你是否遇到了困难或变故？

(1) 失去至亲：_____

(2) 家庭/人际关系：_____

(3) 工作/学业：_____

(4) 经济：_____

(5) 法律问题：_____

(6) 健康（自己/其他人）：_____

8. 除了现在这段时间外，你是否在之前的至少两年内或更长的时间内的多数日子里也有过情绪低落或者抑郁的感觉？

是_____ 否_____

如果是，返回初始询问中的 2b 和 2c（第 72 页）。

如果否，转到**躁狂症/环性心境障碍**部分（第 77 页）。

Ⅲ 过去症状

现在我想问你一些关于在过去的某个抑郁阶段的问题，这段时期大约始于_____，结束于_____（具体年月）。

1. 在过去的_____（年）这段时间内，平均来说，你大概有百分之几的日子在一天中的大部分时间感觉到心情沮丧？

_____%

如果不确定，一般来说，在那个阶段（两年或更长时间），你是否感觉心情沮丧的日子更多？

是_____ 否_____

2. 在那段时间，你是否有连续的两个月或更久的时间心情正常？

是_____ 否_____

如果是，那是在什么时候？从_____到_____

3. 在过去的_____（年）这段时间内，你在抑郁时是否经常体验到_____？在这段时间内你是否持续体验到_____而不存在两个月或两个月以上没有这个症状的情况？

0 —— 1 —— 2 —— 3 —— 4 —— 5 —— 6 —— 7 —— 8
　　无　　　　轻微　　　　中度　　　　严重　　　极其严重

　　　　　　　　　　　　严重程度　　　**持续**

a. 食欲差或暴饮暴食　　　　　　　_____　　是　　否

b. 失眠或嗜睡。**是否有入睡困难或睡眠过多的情况？**

　　　　　　　　　　　　　　　　_____　　是　　否

c. 精力不足或疲倦乏力。**是否总是感到疲劳？**

　　　　　　　　　　　　　　　　_____　　是　　否

d. 低自尊。**是否自我评价过低，感觉很失败？**

　　　　　　　　　　　　　　　　_____　　是　　否

e. 难以集中注意力或者难以作出决定。

　　　　　　　　　　　　　　　　_____　　是　　否

f. 无望感。**是否对未来感到很悲观？**　_____　　是　　否

4. 上述的抑郁症状怎样影响了你的生活？（如日常事务、工作、社交活动等方面）它们对你有多大的困扰？

_____

　　影响程度：_____　　困扰程度：_____

　　0 —— 1 —— 2 —— 3 —— 4 —— 5 —— 6 —— 7 —— 8
　　无　　　　轻微　　　　中度　　　　严重　　　极其严重

5. 在整个过去的这段时间内，当你有这些感觉时，你是否定期地服用某种药物？（包括可成瘾药物、处方药）

　　　　　　　　　　　　是_____　　否_____

　　详细说明（药物类型、剂量和服用的日期）：

_____

_____

6. 在过去的_____（年）中，当你有这些感觉时，你是否存在某些生理状况？（如怀孕、甲状腺机能减退、低血糖等）

　　　　　　　　　　　　是_____　　否_____

　　具体情况（问题类型、发作/缓解的时间）：

_____

心境恶劣障碍

75

7a. 在过去的这段时间内，从什么时候起，抑郁及其伴随症状因为持续存在（比如几乎是每天发生），让你苦恼，并且在某种程度上干扰了你的生活？（注意：如果患者给出的起始时间模糊，应力图通过各种方式得到更确切的信息，例如把起始时间和客观的生活事件联系起来）

_____

起始时间：_____年_____月

b. 你能想起任何可能导致这样的困扰的事情吗？

_____

c. 那段时间，你是否正处于某种压力之下？

是_____　　否_____

那段时间，你的生活中发生了什么事情？

_____
_____

那时在以下几方面，你是否遇到了困难或变故？
（1）丧失至亲：_____
（2）家庭/人际关系：_____
（3）工作/学业：_____
（4）经济：_____
（5）法律问题：_____
（6）健康（自己/其他人）：_____

8a. 什么时候抑郁及其伴随症状不再是个问题，也就是说它们不再持续存在，那些症状也不再令你烦恼，并且它们也不再干扰你的生活了？

缓解时间：_____年_____月

b. 你能想起抑郁缓解的原因吗？

_____

9. 在抑郁这个过去阶段前后，是否有我们没有谈到的其他单独的你有类似问题的时期？

是_____　　否_____

如果是，返回初始检查中的 2b 和 2c（第 72 页）。

如果否，转到**躁狂症/环性心境障碍**部分（第 77 页）。

躁狂症/环性心境障碍

I. 初始检查

1. 你是否<u>曾经</u>有过明显异常而且过度的兴奋、夸大或易怒情绪，并且这种情绪持续了几天或更久，而这种状况是有别于情绪好时，或有别于使用某种药物后的效果反应？也就是说你持续地感到异常的兴奋或易怒，可能还伴有其他症状如睡眠需要减少、思维奔逸并且注意力易分散、所参与的活动也异常增多了。

是_____ 否_____

如果是，这些症状最近发生在什么时候？

_____

这样的症状持续了多久？ _____

如果对 1a 回答为"是"或者不很确定的话，继续询问病人。

如果对 1a 回答为"否"，转到**疑病症**部分（第 84 页）

2a. 除了最近这一段时间你持续地感到异常的兴奋或易怒，是否还有其他单独的时期你也有类似感觉？

是_____ 否_____

如果否，转到当前/最近阶段。

b. 近来你在多数时间里持续地感到异常的兴奋或易怒之前，是否有一长段时间你没有这样的感觉？

是_____ 否_____

c. 这两种不同的阶段之间间隔了多长时间？这些不同的阶段都是从何时到何时？（确定病史之间是否存在间隔，即至少有两个月缺乏主要的躁狂、轻躁狂症状或极性的变化）

Ⅱ. 当前/最近发作阶段

如果存在过去病史的证据，以如下提问开始：**现在我希望你回答一些关于你目前或者最近的症状发作时的问题，大概是在_____（具体到年月）。**

1. [当前/在_____年] 你是否体验过_____？在那段时间里，你是否几乎每天都体验到_____？（记录那些持续的、并且明显有别于病人非抑郁心境的症状）

0 —— 1 —— 2 —— 3 —— 4 —— 5 —— 6 —— 7 —— 8

　　无　　　　轻微　　　　中度　　　　严重　　　极其严重

严重程度　几乎是每天

a. 易怒 _____ 是 否

b. 情绪异常高涨 _____ 是 否

c. 夸大自负或夸张 _____ 是 否

d. 睡眠需要减少（比如睡了三小时后就感觉睡够了）

_____ 是 否

e. 比平时要健谈或迫使自己不停地说话 _____ 是 否

f. 思维奔逸 _____ 是 否

g. 注意力不集中 _____ 是 否

h. 活动（如社交、工作）增多或者易激动/不安

_____ 是 否

i. 过分地投入那些有快感但极有可能会带来痛苦后果的活动中去（如狂欢作乐、不明智的投资、不理智的性行为）

_____ 是 否

j. 错觉或幻想 _____ 是 否

　内容：_____

2. 在目前/最近发作时，你体验到的情绪高涨/易怒的情绪及伴随症状通常会持续多久？ _____

如果不确定的话，**询问：这些症状是否持续发作了一周或者一周以上？**

是_____ 否_____

如果少于一周，那有没有持续四天？

是_____ 否_____

3. 上述这些症状是怎样影响你的生活的？（如日常事务、工作、社交活动等方面）它们对你有多大的困扰？这些症状是否减弱了你的判断力或者使你不得不住院/被监控，以免你自残或者伤害他人？

_____

影响程度：_____ 困扰程度：_____

0 —— 1 —— 2 —— 3 —— 4 —— 5 —— 6 —— 7 —— 8
无　　　　轻微　　　　中度　　　　严重　　　极其严重

4. 自从有这些症状以来，你是否定期地服用某种类型的药物？（包括可成瘾药物、处方药）

是_____ 否_____

详细说明（药物类型、剂量和服用的日期）：

_____

5. 在这些症状开始之前或者是自从有这些症状以来，你是否存在某些生理状况？（如甲状腺机能减退）

是_____ 否_____

具体情况（问题类型、发作/缓解的日期）：

_____

6a. 从什么时候起，这些感觉及其伴随症状因为持续存在（比如几乎是每天发生）让你苦恼，并且在某种程度上干扰了你的生活从而使之成为一个问题？（注意：如果患者给出的起始时间模糊，应力图通过各种方式得到更确切的信息，例如把起始时间和客观的生活事件联系起来）

_____

起始时间：_____ 年_____ 月

b. 你能想起任何可能导致这样的困扰的事情吗？（确定这些症状与抗抑郁治疗比如药物治疗、电休克疗法、光照治疗等没

有关系)

_____

_____

c. 上述这些症状是在抑郁期之前就有，还是在其之后才有的？
〔把（轻）躁狂症发作和最近的或过去的抑郁发作联系起来〕

是_____否_____

如果是，具体说明：_____

7. 什么时候这些症状开始缓解？在过去两年里，你是否有两个月或两个月以上的时间没有体验过情绪异常高涨或者异常低落/抑郁？

_____

_____

注意： 如果至少在两年中，有过多次轻躁狂和抑郁症状（而又没有达到重性抑郁发作标准），并且每次从发病开始到症状消失的时间不超过两个月，就要考虑环性心境障碍。

8. 除了这一阶段体验到异常兴奋/易怒之外，在这之前，是否存在其他单独的时期有过类似问题？

是_____否_____

如果是，返回初始检查中的 2b 和 2c（第 77、78 页）。

如果否，转到**疑病症**部分（第 84 页）。

Ⅲ．过去阶段

现在我想问你一些有关在过去的某个阶段内你出现过度兴奋或易怒情绪的问题，这个阶段大约始于_____，结束于_____（具体年月）。

1. 在过去的 _____（年）这段时间内，你是否感到_____？在这段时间内你是否几乎每天都感到_____？（记录那些持续存在的并且与病人平常的非抑郁心境明显不同的症状）

0 —— 1 —— 2 —— 3 —— 4 —— 5 —— 6 —— 7 —— 8
无　　　轻微　　　中度　　　严重　　　极其严重

a. 易怒　　　　　　　　　　　　　　＿＿＿＿＿　　是　否

b. 情绪异常高涨　　　　　　　　　　＿＿＿＿＿　　是　否

c. 夸大自负或夸张　　　　　　　　　＿＿＿＿＿　　是　否

d. 睡眠需要减少（比如睡了三小时后就感觉睡够了）

　　　　　　　　　　　　　　　　　＿＿＿＿＿　　是　否

e. 比平时要健谈或迫使自己不停地说话　＿＿＿＿＿　是　否

f. 思维奔逸　　　　　　　　　　　　＿＿＿＿＿　　是　否

g. 注意力不集中　　　　　　　　　　＿＿＿＿＿　　是　否

h. 活动（如社交、工作）增多或者易激动/不安

　　　　　　　　　　　　　　　　　　　　　　　　是　否

i. 过分地投入那些有快感但极有可能会带来痛苦后果的活动中
去（如狂欢作乐、不明智的投资、不理智的性行为）

　　　　　　　　　　　　　　　　　＿＿＿＿＿　　是　否

j. 错觉或幻想　　　　　　　　　　　＿＿＿＿＿　　是　否

内容：＿＿＿＿＿＿＿＿＿＿＿＿＿＿＿＿＿＿＿＿＿＿＿＿＿＿

2. 在那段时间，你体验到的情绪高涨/易怒的情绪及伴随症状
通常会持续多久？

＿＿＿＿＿＿＿＿＿＿＿＿＿＿＿＿＿＿＿＿＿＿＿＿＿＿＿＿

如果不确定的话，询问：这些症状是否持续发作了一周或者
一周以上？

　　　　　　　　　　　　是＿＿＿＿＿　　否＿＿＿＿＿

如果少于一周，那：有没有持续四天？

　　　　　　　　　　　　是＿＿＿＿＿　　否＿＿＿＿＿

3. 上述这些症状是怎样影响你的生活的？（如日常事务、工作、
社交活动等方面）它们对你有多大的困扰？这些症状是否减
弱了你的判断力或者使你不得不住院/被监控，以免你自残
或者伤害他人？

＿＿＿＿＿＿＿＿＿＿＿＿＿＿＿＿＿＿＿＿＿＿＿＿＿＿＿＿
＿＿＿＿＿＿＿＿＿＿＿＿＿＿＿＿＿＿＿＿＿＿＿＿＿＿＿＿

影响程度：＿＿＿＿＿＿　困扰程度：＿＿＿＿＿＿

0 —— 1 —— 2 —— 3 —— 4 —— 5 —— 6 —— 7 —— 8

无　　　　轻微　　　　中度　　　　严重　　　极其严重

躁狂症/环性心境障碍

81

4. 在整个过去的这段时间内，当你有这些感觉时，你是否定期地服用某种药物？（包括可成瘾药物、处方药）

是＿＿＿＿＿＿　否＿＿＿＿＿＿

详细说明（药物类型、剂量和服用的日期）：

＿＿＿＿＿＿＿＿＿＿＿＿＿＿＿＿＿＿＿＿＿＿＿＿＿＿＿＿＿

＿＿＿＿＿＿＿＿＿＿＿＿＿＿＿＿＿＿＿＿＿＿＿＿＿＿＿＿＿

5. 在过去的＿＿＿＿＿＿（年）中，当你有这些感觉时，你是否存在某些生理状况？（如甲状腺机能亢进）

是＿＿＿＿＿＿　否＿＿＿＿＿＿

具体情况（问题类型、发作/缓解的日期）：

＿＿＿＿＿＿＿＿＿＿＿＿＿＿＿＿＿＿＿＿＿＿＿＿＿＿＿＿＿

＿＿＿＿＿＿＿＿＿＿＿＿＿＿＿＿＿＿＿＿＿＿＿＿＿＿＿＿＿

6a. 在过去的这段时间内，从什么时候起，这些感觉及其伴随症状因为持续存在（比如几乎是每天发生），让你苦恼，并且在某种程度上干扰了你的生活？（注意：如果患者给出的起始时间模糊，应力图通过各种方式得到更确切的信息，例如把起始时间和客观的生活事件联系起来）

＿＿＿＿＿＿＿＿＿＿＿＿＿＿＿＿＿＿＿＿＿＿＿＿＿＿＿＿＿

起始时间：＿＿＿＿＿＿年＿＿＿＿＿＿月

b. 你能想起任何可能导致这样的问题的事情吗？（确定这些症状与抗抑郁治疗比如药物治疗、电休克疗法、光照治疗等没有关系）

＿＿＿＿＿＿＿＿＿＿＿＿＿＿＿＿＿＿＿＿＿＿＿＿＿＿＿＿＿

＿＿＿＿＿＿＿＿＿＿＿＿＿＿＿＿＿＿＿＿＿＿＿＿＿＿＿＿＿

c. 上述这些症状是在抑郁期之前就有，还是在其之后才有的？
［把（轻）躁狂症的发作和最近的或过去的抑郁发作联系起来］

是＿＿＿＿＿＿　否＿＿＿＿＿＿

如果是，具体说明：＿＿＿＿＿＿＿＿＿＿＿＿＿＿＿＿＿＿＿＿

7. 什么时候这些症状开始缓解？在过去的这段时间，你是否有两个月或两个月以上的时间没有体验过情绪异常高涨或者情绪低落/抑郁？

＿＿＿＿＿＿＿＿＿＿＿＿＿＿＿＿＿＿＿＿＿＿＿＿＿＿＿＿＿

＿＿＿＿＿＿＿＿＿＿＿＿＿＿＿＿＿＿＿＿＿＿＿＿＿＿＿＿＿

注意：如果在两年或更长的时间内，病人没有至少连续两个月情绪正常的情况，而总是不停地出现轻度躁狂和抑郁症状（而又没有达到重度抑郁发作标准），就要考虑环性心境障碍。

8. 在过去这个异常兴奋或易怒的阶段前后，是否有我们没有谈到的其他单独的你有类似问题的时期？

是＿＿＿＿　　否＿＿＿＿

如果是，返回到初始检查中的 2b 和 2c（第 77、78 页）。

如果否，**转到疑病症部分**（第 84 页）。

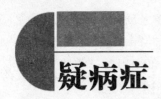

疑病症

I. 初始检查

1a. 在最近的几个月里，你是否担心或坚信自己患了一系列严重的生理疾病（如癌症、心脏病、艾滋病等）并且持续地为此而恐惧？

是＿＿＿＿＿＿　否＿＿＿＿＿＿

如果否，转到 1b。

你害怕自己得了哪种疾病？

＿＿＿＿＿＿＿＿＿＿＿＿＿＿＿＿＿＿＿＿＿＿＿＿＿＿＿

转到 2a。

b. 你是否曾经有一段时间，担心或坚信自己患了一系列严重的生理疾病（如癌症、心脏病、艾滋病等）并且持续地为此而恐惧？

是＿＿＿＿＿＿　否＿＿＿＿＿＿

如果是，你害怕自己得了哪种疾病？

＿＿＿＿＿＿＿＿＿＿＿＿＿＿＿＿＿＿＿＿＿＿＿＿＿＿＿

此症状在最近的什么时候发生过？

＿＿＿＿＿＿＿＿＿＿＿＿＿＿＿＿＿＿＿＿＿＿＿＿＿＿＿

如果对 1a 或 1b 回答为"是"或者不很确定的话，
继续询问病人。
如果对 1a 或 1b 回答为"否"的话，转到
躯体化障碍部分（第 90 页）。

2a. 除了最近这一段时间你担心或坚信自己患了一系列严重的生理疾病，是否还有其他单独的时期你也有类似感觉？

是＿＿＿＿　　否＿＿＿＿

如果否，转到当前阶段。

b. 在近来你担心或坚信自己患了一系列严重的生理疾病之前，是否有一长段时间你没有这样的感觉？

是＿＿＿＿　　否＿＿＿＿

c. 这两种不同的阶段之间间隔了多久？这些不同的阶段都是从何时到何时？

_____

Ⅱ. 当前阶段

如果证据表明存在病史，以如下提问开始：现在我要问你一些关于目前你担心或坚信自己得了某种（些）疾病并为此而恐惧的问题，这开始于＿＿＿＿（具体年月）。

列举出疾病：＿＿＿＿＿＿＿＿＿＿＿＿＿＿＿＿＿

1a. 如果你担心或坚信自己患了＿＿＿＿（具体的疾病），那么你是否真的体验到或知觉到了与该疾病相关的生理症状或者感觉呢？

是＿＿＿＿否＿＿＿＿

如果是，

b. 你感觉到了什么样的生理症状？

_____

c. 这样的体验多久会有一次？

_____

2a. 你是否曾到医院确诊自己是否患有＿＿＿＿或其他疾病？

是＿＿＿＿　　否＿＿＿＿

如果是，

b. 自从担心或坚信患了＿＿＿＿，你为此看过多少次医生？

_____

c. 医学评估得出了什么结论？

_____

d. 如果医生说没有发现你有任何问题，那么你是否打消了自己

疑病症

85

患有某种（些）疾病的疑虑了呢？

是_____ 否_____

如果是，疑虑消除的状态持续了多久？ _____

这种疑虑消除的状态是否随着时间推移而逐渐减弱，而你又重新开始确信自己患有某种疾病？

是_____ 否_____

3a. 当前，你在多大程度上确信自己患了_____？（0—100量表，0＝完全不信，100＝完全坚信）_____%

b. 你是否能想到其他相反的证据表明你并没有患_____？

是_____ 否_____

如果是，具体说明：_____

4. 你担心或坚信你有_____疾病的状况是怎样影响你的生活的？（如日常事务、工作、社交活动等方面）它们对你有多大的困扰？

_____

_____

影响程度：_____ 困扰程度：_____

0 —— 1 —— 2 —— 3 —— 4 —— 5 —— 6 —— 7 —— 8

无 　　　轻微　　　　中度　　　　严重　　　极其严重

5a. 从什么时候起，你担心或坚信你患有_____疾病的状况因为其持续存在（比如几乎是每天发生），让你苦恼，并在某种程度上干扰了你的生活，从而使之成为一个问题？（注意：如果患者给出的起始时间模糊，应力图通过各种方式得到更确切的信息，例如把起始时间和客观的生活事件联系起来）

_____

起始时间：_____ 年_____ 月

如果不确定持续了多久，那么在过去的至少 **6** 个月里，你是否因为觉得患有_____而困扰呢？

是_____ 否_____

b. 你能想起任何可能导致这样的困扰的事情吗？_____

_____

_____

6. 除了现阶段你担心或坚信你患有某种（些）疾病之外，在这之前，是否存在其他单独的时期有过类似问题？（可能还涉

及另外一种疾病)

　　　　　　　　　　　　　　　是＿＿＿＿＿　否＿＿＿＿＿

如果是，返回初始检查中的 2b 和 2c（第 85 页）。

如果否，转到躯体化障碍部分（第 90 页）。

Ⅲ. 过去症状

　　现在我想问你一些关于在过去的某个阶段你担心或坚信自己患有某些疾病的问题，这个阶段大约始于＿＿＿＿＿，结束于＿＿＿＿＿（具体年月）。

列举出疾病：＿＿＿＿＿＿＿＿＿＿＿＿＿＿＿＿＿＿

1a. 如果你担心或坚信自己患了＿＿＿＿＿（具体疾病），那么你是否真的体验到或知觉到了与该疾病相关的生理症状或感觉呢？

　　　　　　　　　　　　　　　是＿＿＿＿＿　否＿＿＿＿＿

如果是，

b. 你感觉到了什么样的症状？

＿＿＿＿＿＿＿＿＿＿＿＿＿＿＿＿＿＿＿＿＿＿＿＿＿＿＿

c. 这样的体验多久会有一次？

＿＿＿＿＿＿＿＿＿＿＿＿＿＿＿＿＿＿＿＿＿＿＿＿＿＿＿

2a. 你是否曾到医院确诊自己是否患有＿＿＿＿＿或其他疾病？

　　　　　　　　　　　　　　　是＿＿＿＿＿　否＿＿＿＿＿

如果是，

b. 在过去的那个阶段，你曾为此看过多少次医生？

＿＿＿＿＿＿＿＿＿＿＿＿＿＿＿＿＿＿＿＿＿＿＿＿＿＿＿

c. 医学评估得出了什么结论？

＿＿＿＿＿＿＿＿＿＿＿＿＿＿＿＿＿＿＿＿＿＿＿＿＿＿＿

d. 如果医生说没有发现你有任何问题，那么你是否打消了自己患有某种（些）疾病的疑虑了呢？

　　　　　　　　　　　　　　　是＿＿＿＿＿　否＿＿＿＿＿

如果是，疑虑消除的状态持续了多久？＿＿＿＿＿＿＿＿＿＿

这种疑虑消除的状态是否随着时间的推移而逐渐减弱，而你又重新开始确信自己患有某种疾病？

　　　　　　　　　　　　　　　是＿＿＿＿＿　否＿＿＿＿＿

疑病症

87

3a. 在那段时期内，你在多大程度上确信自己患了_____？

（0—100 量表，0＝完全不信，100＝完全相信）

b. 你是否能想到其他相反的证据表明你并没有患_____？

是_____ 否_____

4. 你担心或坚信自己患有_____疾病的状况是怎样影响你的生活的？（如日常事务、工作、社交活动等方面）它们对你有多大的困扰？

_____

_____

影响程度：_____ 困扰程度：_____

0 —— 1 —— 2 —— 3 —— 4 —— 5 —— 6 —— 7 —— 8

无　　　　轻微　　　　中度　　　　严重　　　极其严重

5a. 在过去的_____（年）中，从什么时候起你担心或坚信你患有_____疾病的状况让你苦恼，并在某种程度上干扰了你的生活，从而使之成为一个问题？（注意：如果患者给出的起始时间模糊，应力图通过各种方式得到更确切的信息，例如把起始时间和客观的生活事件联系起来）

_____

起始时间：_____年_____月

b. 你能想起任何可能导致这样的困扰的事情吗？

_____

6a. 什么时候这些症状不再是个问题，也就是说你不再有这些患有_____的想法，这种担心想法也不再干扰你的生活了？

缓解时间：_____年_____月

如果对于患病的时程不确定，那么询问，在那个时期你因这个问题而感到困扰的时间是否长于 6 个月？

是_____ 否_____

b. 你能想起让你不再担心或坚信自己患有_____的原因吗？

_____

_____

7. 在害怕或确信自己患有_____这个过去阶段前后，是否有我们没有谈到的其他单独的你有类似问题的时期？（也可能是关于其他疾病的）

是_____　否_____

如果是，返回初始检查中的 2b 和 2c（第 85 页）。

如果否，转到**躯体化障碍**部分（第 90 页）。

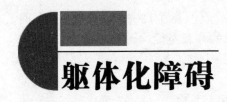

躯体化障碍

Ⅰ．初始访谈

　　a. 在生活中，你是否有许多的身体不适？

　　　　　　　　　　　　　　　是_____否_____

　　如果是，

　　b. 在过去多年里，你是否因此看了很多次医生并且它还严重地影响了你的生活？（比如工作、社交活动）

　　　　　　　　　　　　　　　是_____否_____

　　如果是，具体说明：_____

　　c. 在过去多年里，医生是否对确诊你的这些症状的病因并且有效地治疗它们感到困难？

　　　　　　　　　　　　　　　是_____否_____

　　如果是，具体说明：_____

　　　　　如果对 1a、1b 和 1c 回答为"是"或者不很确定的话，
　　　　　　　　　　　　　　询问病人。

　　如果对 1a、1b 和 1c 回答为"否"的话，转到**混合性焦虑—抑郁障碍**部分（第 94 页）。

Ⅱ．当前阶段

　　1. 生理症状

　　　用下面的量表来评估每个症状的严重程度，并且用下面的

问题来询问病人。如果这些症状是发生在障碍发作期间的某个阶段里，那么就要确定**发作的年龄**和评估症状的**非器质性/过度性**。

严重程度（0—8量表）：

在过去几年里，你是否因_____感到很多不适？通常多久会体验一次_____？

0 —— 1 —— 2 —— 3 —— 4 —— 5 —— 6 —— 7 —— 8

没有/		很少/		偶尔/		经常/		总是/
无		轻微		中度		严重		极其严重

发作的年龄（是＝发作年龄＜30；否＝发作年龄＞30）：

你在多少岁时就开始有这些症状？如果不确定的话，这些症状是在你30岁以前就有了吗？

不能归因于或超乎已知的医学现象（是/否）：

在过去几年里，医生是否对确诊你的这些症状的病因并且有效地治疗它们感到困难？

	严重程度	发作＜30	非器质性/过度性
A. 疼痛症状：			
头痛	_____	是 否	是 否
腹部疼痛	_____	是 否	是 否
背疼	_____	是 否	是 否
关节疼	_____	是 否	是 否
手足疼痛	_____	是 否	是 否
胸痛	_____	是 否	是 否
直肠痛	_____	是 否	是 否
性交疼痛	_____	是 否	是 否
痛经	_____	是 否	是 否
小便疼痛	_____	是 否	是 否
B. 肠胃症状			
晕船	_____	是 否	是 否
腹泻	_____	是 否	是 否
肿胀	_____	是 否	是 否
呕吐（不是因为怀孕）			
	_____	是 否	是 否
挑食	_____	是 否	是 否

躯体化障碍

91

C. 假性神经症状

眼盲	_____	是	否	是	否
复视	_____	是	否	是	否
耳聋	_____	是	否	是	否
失去触觉或痛觉	_____	是	否	是	否
幻觉	_____	是	否	是	否
失声	_____	是	否	是	否
统觉失调或平衡觉失调					
		是	否	是	否
瘫痪或局部功能受损					
	_____	是	否	是	否
吞咽困难	_____	是	否	是	否
呼吸困难	_____	是	否	是	否
排尿不畅	_____	是	否	是	否
抽搐	_____	是	否	是	否
健忘	_____	是	否	是	否
失去意识（不是昏厥）					
	_____	是	否	是	否

D. 性及性身份障碍—男性

性身份障碍	_____	是	否	是	否
勃起/射精障碍	_____	是	否	是	否

E. 性及性身份障碍—女性

性身份障碍	_____	是	否	是	否
经期紊乱	_____	是	否	是	否
经期出血过多	_____	是	否	是	否
整个怀孕期间呕吐	_____	是	否	是	否

2. 这些躯体上的问题是怎样影响你的生活的？（如工作、社交活动、因频繁地看医生而造成财力不济）这些问题对你有多大的困扰？

_____

_____

影响程度：_____ 困扰程度：_____

0 —— 1 —— 2 —— 3 —— 4 —— 5 —— 6 —— 7 —— 8

无　　　　轻微　　　　中度　　　　严重　　　极其严重

3a. 对你来说，这些躯体上的不适何时开始成为困扰，促使你去看医生或者影响到你的生活？（**注意：**如果患者实在想不起来是何时开始的，应力图通过各种方式得到更确切的信息，例如把起始时间和客观的生活事件联系起来）

_____

起始时间：_____年_____月

b. 你能想起可能导致这一问题的任何事情吗？

_____

_____

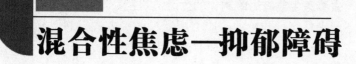

混合性焦虑—抑郁障碍

~~~~~~

当病人满足以下情况，**不用进行此项检查**：

(a) 现在符合某种焦虑症或心境障碍（包括已经有部分缓解的障碍）、焦虑性适应障碍或伴有混合性焦虑—抑郁障碍的适应障碍的标准。

(b) 过去（或现在）被确诊患有重性抑郁、心境恶劣障碍、惊恐障碍或广泛性焦虑障碍。

~~~~~~

Ⅰ. 初始检查

1a. 目前，你是否经常有几天会感到情绪有点低落、心情沮丧，或者焦虑、紧张？

是_____ 否_____

如果是，转到 2a。

b. 如果否，你是否曾有一个月或更久的时间感到自己情绪有点低落、心情沮丧，或者焦虑、紧张？

是_____ 否_____

如果是，最近出现这种情况是在什么时候？

_____

~~~~~~

如果对 1a 或 1b 回答为"是"或者不很确定的话，继续初始检查。否则，转到**酒精滥用/依赖**部分（第 100 页）。

~~~~~~

2a. 你除了目前或最近感到情绪有点低落或焦虑外，在其他不同时期是否也有类似症状？

是_____ 否_____

如果否，转到当前症状。

b. 在目前或最近这个阶段之前，你是否有相当长的时间没有感到情绪低落或焦虑？

是_____ 否_____

c. 这两种不同的阶段之间间隔了多长时间？这些不同的阶段都是从何时到何时？

_____

Ⅱ. 当前症状

如果有证据表明过去存在独立的症状发作阶段，以如下提问开始：**现在我想问你一些关于在目前这个阶段你感到情绪有点低落或焦虑的问题，这个阶段大约始于_____**（具体的年月）。

1. 在过去的一个月中，你有百分之几的日子感到情绪低落、心情沮丧、焦虑或紧张？

_____%

如果不确定，你有这些感觉的日子是否要多于没有这些感觉的日子？

是_____ 否_____

2. 在过去的一个月中，当你感到情绪低落、心情沮丧、焦虑或紧张时，你是否感到_____？

0 —— 1 —— 2 —— 3 —— 4 —— 5 —— 6 —— 7 —— 8
无　　　轻微　　　中度　　　严重　　　　极其严重

严重程度

a. 难以集中注意力或大脑一片空白　　　_____

b. 难以入睡或失眠，缺少休息，对自己的睡眠质量不满意

_____

c. 容易疲倦或精力不足　　　_____

d. 易怒　　　_____

e. 为日常琐事担心　　　_____

f. 容易哭泣　　　_____

g. 警惕性过高 _____

h. 做最坏的预期 _____

i. 对未来悲观 _____

j. 低自尊、无价值感 _____

3. 这些症状是怎样影响你的生活的？（如日常生活、工作、社交活动等方面）这些症状对你有多大的困扰？

_____

_____

影响程度：_____ 困扰程度：_____

0 —— 1 —— 2 —— 3 —— 4 —— 5 —— 6 —— 7 —— 8

无 轻微 中度 严重 极其严重

4. 在最近整个有这些感觉的一段时间内，你是否定期地服用某种药物？（包括可成瘾药物、处方药）

是_____ 否_____

详细说明（药物类型、剂量和服用的日期）：_____

_____

5. 在最近你有这些感觉的阶段，你是否存在某些生理状况？（如怀孕、甲状腺机能减退、低血糖等）

是_____ 否_____

具体情况（问题类型、发作/缓解的时间）：_____

6a. 在最近这段时间内，从什么时候起，这些心情焦虑或沮丧的症状因为持续存在（比如几乎是每天发生），让你烦恼，并且在某种程度上干扰了你的生活，从而成为一个问题？（**注意**：如果患者给出的起始时间模糊，应力图通过各种方式得到更确切的信息，例如把起始时间和客观的生活事件联系起来）

_____

起始时间：_____年_____月

b. 你能想起任何可能导致这些困扰的事情吗？

_____

c. 在此期间，你是否处于某种压力之下？

是_____ 否_____

在此期间，你的生活中发生了什么事情？

_____

_____

在以下几方面，你是否遇到了困难或变故？

(1) 家庭/人际关系：_____

(2) 工作/学业：_____

(3) 经济：_____

(4) 法律问题：_____

(5) 健康（自己/其他人）_____

7. 除了这一时期，你是否在其他时期有一个月或更久的时间持续感到心情有些低落或焦虑？

是_____　否_____

如果是，返回初始检查中的 2b 和 2c（第 95 页）。

如果否，转到**酒精滥用/依赖**部分（第 100 页）。

Ⅲ．过去症状

现在我想问你一些关于过去某个阶段的焦虑或抑郁的问题，这段时期大约始于_____，结束于_____（具体年月）。

1. 在_____（年）的那段时间里，平均每个月你有百分之几的日子感到情绪低落、心情沮丧、焦虑或紧张？

_____％

如果不确定，平均来讲，在那段时间你有这些感觉的日子是否要多于没有这些感觉的日子？

是_____　否_____

2. 在_____（年）那段时间里，当你感到情绪低落、心情沮丧、焦虑或紧张时，你是否感到_____？

0 —— 1 —— 2 —— 3 —— 4 —— 5 —— 6 —— 7 —— 8

无　　　轻微　　　中度　　　严重　　　极其严重

严重程度

a. 难以集中注意力或大脑一片空白

b. 难以入睡或失眠，缺少休息，对自己的睡眠质量不满意

_____

混合性焦虑—抑郁障碍

    c. 容易疲倦或精力不足 _____

    d. 易怒 _____

    e. 为日常琐事担心 _____

    f. 容易哭泣 _____

    g. 警惕性过高 _____

    h. 做最坏的预期 _____

    i. 对未来悲观 _____

    j. 低自尊、无价值感 _____

3. 这些症状是怎样影响你的生活的？（如日常事务、工作、社交活动等方面）这些症状对你有多大困扰？

_____

_____

影响程度：_____　困扰程度：_____

0 —— 1 —— 2 —— 3 —— 4 —— 5 —— 6 —— 7 —— 8

 无　　　　轻微　　　　中度　　　　严重　　　极其严重

4. 在过去整个有这些感觉的一段时间内，你是否定期服药？（包括可成瘾药物、处方药）

是_____　　否_____

具体情况（药物类型、剂量和服用的日期）：_____

_____

5. 在过去你有这些感觉的阶段，你是否存在某些生理状况？（如怀孕、甲状腺机能减退、低血糖等）

是_____　　否_____

具体情况（问题类型、发作/缓解的时间）：_____

_____

6a. 在过去的这段时间内，从什么时候起，这些心情焦虑或沮丧的症状因为持续存在（比如几乎是每天发生），让你烦恼，并且在某种程度上干扰了你的生活，从而成为一个问题？（注意：如果患者给出的起始时间模糊，应力图通过各种方式得到更确切的信息，例如把起始时间和客观的生活事件联系起来）

起始时间：_____年_____月

b. 你能想起任何可能导致这些困扰的事情吗？ _____

_____

c. 在此期间，你是否处于某种压力之下？

是_____ 否_____

在此期间，你的生活中发生了什么事情？

_____

_____

在以下几方面，你是否遇到了困难或变故？

（1）家庭/人际关系：_____

（2）工作/学业：_____

（3）经济：_____

（4）法律问题：_____

（5）健康（自己/其他人）：_____

7a. 从什么时候起，那些焦虑或抑郁的症状不再是个问题，也就是说它们不再持续存在，那些症状也不再令你烦恼，并且它们也不再干扰你的生活了？

缓解时间：_____年_____月

b. 你能想起使这些感觉缓解的原因吗？

_____

8. 在过去的这个阶段前后，是否有我们没有谈到的其他单独的你有类似问题的时期？

是_____ 否_____

如果是，返回初始检查中的 2b 和 2c（第 95 页）。

如果否，转到**酒精滥用障碍/依赖**部分（第 100 页）。

混合性焦虑—抑郁障碍

99

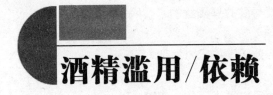

酒精滥用/依赖

Ⅰ. 初始检查

1a. 目前，你一般喝多少酒？（具体的剂量、种类或者是含酒精的饮料的剂量，以及饮用的时间，如"每周喝三次，每次喝 350 毫升"）

_____

_____

如果目前患者正在饮酒，直接转到第 2 题。

b. 你是否有过饮酒史？

是_____　　否_____

如果是，

你一般喝多少酒？（具体的剂量、种类或者是含酒精的饮料的剂量，以及饮用的时间，如"每周喝三次，每次喝 350 毫升"）

_____

你最近一次过量饮酒是在什么时候？

_____

如果找不到目前或过去饮酒的证据，
直接转到**物质滥用/依赖**部分（第 105 页）。

2. 目前和过去的酒精滥用情况

　　结合上面的问题，进一步了解患者**当前**和**过去**饮酒的情况。如果有证据表明当前存在酒精滥用的问题，了解以前是否在单独的时期存在同样的问题（如："自这个问题出现以来，是否有一段时期你没有受到这个问题的困扰?"）。对于每一个症状，使用下面的量表对它们的频率进行评估。如果需要的话，对于目前存在的症状提供更为详细的信息。

0 —— 1 —— 2 —— 3 —— 4 —— 5 —— 6 —— 7 —— 8
从不/无　　很少/轻微　有时/中度　经常/严重　一直/极其严重
当前：

　　在过去的一年里，你是否因为饮酒造成了以下方面的问题：
过去：

　　在过去，你是否因为饮酒造成过以下方面的问题：

<table>
<tr><td></td><td colspan="2">频率/严重性</td></tr>
<tr><td></td><td>当前</td><td>过去</td></tr>
<tr><td>a. 工作/上学缺勤或成绩受影响</td><td></td><td></td></tr>
<tr><td>b. 法律问题（如酒后驾车、寻衅滋事）</td><td></td><td></td></tr>
<tr><td>c. 在饮酒问题上和家人或朋友发生争吵</td><td></td><td></td></tr>
<tr><td>d. 当身体安全受到威胁时，仍然饮酒（如驾驶时，不遵守医嘱）</td><td></td><td></td></tr>
<tr><td>e. 通过饮酒来排解或避免出现消极的情绪，如焦虑或抑郁</td><td></td><td></td></tr>
</table>

如果找不到目前或过去饮酒的证据，
直接转到**物质滥用/依赖**部分（第 105 页）。

Ⅱ. 当前和过去的酒精滥用/依赖

1. 酒精依赖

　　以下各项属于酒精依赖的诊断标准。不管病人是否满足酒精依赖的标准，只要有证据表明病人达到了酒精滥用的标准，就要全部完成这一部分。

通过上面的问题进一步了解患者**当前**和**过去**酒精依赖的情况。如果有证据表明当前存在酒精依赖的问题，了解以前是否存在独立的酒精依赖情况的时期（如："**自这个问题出现以来，是否有一段时期你没有受到这个问题的困扰?**"）。对于每一个症状，使用下面的量表对它们的频率进行评估。如果需要的话，为目前存在的症状收集更为详细的信息。

0 —— 1 —— 2 —— 3 —— 4 —— 5 —— 6 —— 7 —— 8

没有/无　　　　很少/轻微　偶尔/中度　经常/严重　总是/极其严重

当前：是否因为饮酒造成：

过去：在_____那段时间，是否因为饮酒造成：

频率/严重性

	当前	过去

a. 需要喝很多才会醉或者才会达到自己想要的效果?

b. 喝同样多的酒产生的效果显著减少?

c. 暂时停止饮酒的时候出现不良症状?（如出汗、心跳加快、战栗、入睡困难、肠胃不适、幻觉、兴奋、焦虑、抽搐）

d. 为了减少停止饮酒所带来的不适感，需要服用其他物质?

e. 喝的量或时间比你设想的要多或长?

f. 发现难以减少或控制饮酒量?

g. 在寻找或饮用含酒精的饮料上花费大量的时间，或花费大量的时间从醉酒状态中清醒过来?

h. 因为酗酒，放弃工作、休闲或社会交往?

i. 尽管你知道饮酒已经引起疾病或情绪上的问题，或使这些情况更为糟糕，但是还继续饮酒?

2. 从总体上来看，饮酒在多大程度上影响了你的生活？（如日常事务、工作、社交活动）饮酒对你有多大的困扰？

当前：＿＿＿＿＿＿＿＿＿＿＿＿＿＿＿＿＿＿＿＿＿＿＿＿＿＿＿＿＿

过去：＿＿＿＿＿＿＿＿＿＿＿＿＿＿＿＿＿＿＿＿＿＿＿＿＿＿＿＿＿

当前：影响程度：＿＿＿＿＿＿ 困扰程度：＿＿＿＿＿＿

过去：影响程度：＿＿＿＿＿＿ 困扰程度：＿＿＿＿＿＿

0 —— 1 —— 2 —— 3 —— 4 —— 5 —— 6 —— 7 —— 8

一点没有　　　轻微　　　　中度　　　　严重　　　极其严重

3a. 从什么时候起饮酒对你来说成为一个问题，因为饮酒量过多，或在某些不适当的情境中饮酒，或饮酒引起了我们刚才提到的那些问题？（注意：如果患者给出的起始时间模糊，应力图通过各种方式得到更确切的信息，例如把起始时间和客观的生活事件联系起来）

＿＿＿＿＿＿＿＿＿＿＿＿＿＿＿＿＿＿＿＿＿＿＿＿＿＿＿＿＿＿＿

＿＿＿＿＿＿＿＿＿＿＿＿＿＿＿＿＿＿＿＿＿＿＿＿＿＿＿＿＿＿＿

起始时间：＿＿＿＿＿年 ＿＿＿＿＿月

b. 你能想起任何可能导致这一问题的事情吗？

现在：＿＿＿＿＿＿＿＿＿＿＿＿＿＿＿＿＿＿＿＿＿＿＿＿＿＿＿＿

过去：＿＿＿＿＿＿＿＿＿＿＿＿＿＿＿＿＿＿＿＿＿＿＿＿＿＿＿＿

c. 在这段时间里，你是否处于某种压力之下？

是＿＿＿＿＿　否＿＿＿＿＿

在这期间，你的生活中发生了什么事情？

当前：＿＿＿＿＿＿＿＿＿＿＿＿＿＿＿＿＿＿＿＿＿＿＿＿＿＿＿＿

过去：＿＿＿＿＿＿＿＿＿＿＿＿＿＿＿＿＿＿＿＿＿＿＿＿＿＿＿＿

在以下方面，你是否遇到了困难或变故：

（1）家庭/人际关系：

当前：＿＿＿＿＿＿＿＿＿＿＿＿＿＿＿＿＿＿＿＿＿＿＿＿＿＿＿＿

过去：＿＿＿＿＿＿＿＿＿＿＿＿＿＿＿＿＿＿＿＿＿＿＿＿＿＿＿＿

（2）工作/学业：

当前：＿＿＿＿＿＿＿＿＿＿＿＿＿＿＿＿＿＿＿＿＿＿＿＿＿＿＿＿

过去：＿＿＿＿＿＿＿＿＿＿＿＿＿＿＿＿＿＿＿＿＿＿＿＿＿＿＿＿

（3）经济：

当前：＿＿＿＿＿＿＿＿＿＿＿＿＿＿＿＿＿＿＿＿＿＿＿＿＿＿＿＿

过去：＿＿＿＿＿＿＿＿＿＿＿＿＿＿＿＿＿＿＿＿＿＿＿＿＿＿＿＿

酒精滥用/依赖

(4) 法律问题：

当前：_____

过去：_____

(5) 健康（自己/其他人）

当前：_____

过去：_____

如果只是存在当前酒精滥用/依赖的证据，转到 5。

4a. 你什么时候停止喝酒的？什么时候你可以减少饮酒量或者控制你的饮酒，从而不会导致我们刚才提到的那些问题？

　　缓解时间：_____年_____月

b. 你能想起使这个问题解决的原因吗？

_____

5. 除了目前这一阶段的饮酒问题，是否有我们没有谈到的其他单独的你有类似问题的时期？

　　　　　　　　　　　　　是_____　　否_____

如果是，返回初始检查中的 2（第 100 页）。

如果否，转到**物质滥用/依赖**部分（第 105 页）。

物质滥用/依赖

I. 初始检查

1. 咖啡因的服用情况

a. **目前，你饮用咖啡因的量是多少？**（具体的数量、种类、使用咖啡类饮料的剂量和时间，如"一天喝三杯咖啡"）

_____

_____

b. **饮用咖啡因是否给你带来了一些困扰？**（如焦虑、入睡困难、躯体上的不适如胃肠道功能紊乱、易激惹、头痛）

是_____ 否_____

如果是，具体说明：_____

2a. **除了酒精和咖啡因，你是否服用其他类型的物质，如大麻或者可卡因？**

是_____ 否_____

b. **你是否超量地服用过某种形式的处方药或非处方药（如抗焦虑药物、治疗咳嗽的药物），在使用频率或者剂量上超过了医嘱？**

是_____ 否_____

如果找不到滥用咖啡因或其他物质的证据，
直接转到**心理障碍的精神病史和家族史**部分（第 111 页）。

3. 其他物质的服用情况

注意：如果只有滥用咖啡因的证据（如对 2a 和 2b 的回答为"否"），可以转到 3a。

确定患者在当前（或过去一年内）是否正在服用下面所列的物质。询问其具体服用何种物质、服用的频率、服用的时间。

当前：在过去的一年内，你是否服用过_____？多久服用一次？

过去：在_____时间，你是否服用过_____？多久服用一次？

	当前		过去	
a. 过量咖啡因 _____	是	否	是	否
b. 安非他明 _____	是	否	是	否
c. 大麻、麻药 _____	是	否	是	否
d. 可卡因 _____	是	否	是	否
e. 致幻剂（如 LSD、PCP、致幻蘑菇）_____	是	否	是	否
f. 吸入剂 _____	是	否	是	否
g. 阿片（如海洛因）_____	是	否	是	否
h. 巴比妥酸盐类 _____	是	否	是	否
i. 过量/错误地使用处方药（如抗焦虑药物、安眠药）_____	是	否	是	否
j. 过量/错误地使用非处方药 _____	是	否	是	否

如果找不到服用/滥用咖啡因或其他物质的证据，直接转到**心理障碍的精神病史和家族史**部分（第 111 页）。

Ⅱ. 物质滥用

询问具体的物质种类：_____

通过上面问题，进一步了解患者当前和过去物质滥用的情况。如果有证据表明当前存在物质滥用的问题，则了解以前是否有单独的时期存在类似的问题（如："**自这个问题出现以来，是否有过一段时期你没有受到这个问题的困扰?**"）。对于每一个症状，使用下面的量表对它们的频率进行评估。如果需要的话，为目前存在的症状收集更为详细的信息。

0 —— 1 —— 2 —— 3 —— 4 —— 5 —— 6 —— 7 —— 8

没有/无　很少/轻微　有时/中度　时常/严重　　总是/极其严重

当前：在过去的一年里，是否因为服用_____造成以下问题：

过去：在_____那段时间，是否因为服用_____造成以下问题：

频率/严重性

当前　　　　过去

a. 工作/上学缺勤或成绩受影响

_____　　_____　_____

b. 法律问题（如使用物质后驾车、寻衅滋事）

_____　　_____　_____

c. 在使用物质的时间或多少的问题上与家人或朋友发生争吵

_____　　_____　_____

d. 在当身体安全受到威胁时仍然使用_____（如驾驶时、不遵守医嘱）

_____　　_____　_____

e. 通过过量使用_____来排解或避免出现消极的情绪，如焦虑或抑郁

_____　　_____　_____

~~~~~~

如果找不到滥用咖啡因或其他物质的证据，直接转到**心理障碍的精神病史和家族史**部分（第 111 页）。

~~~~~~

Ⅲ. 当前和过去的物质滥用/依赖

1. 物质依赖

以下各项是物质依赖的诊断标准。不管患者是否满足物质依赖的标准，只要治疗师认为有证据说明患者达到了物质滥用的诊断标准，就要全部完成这一部分。

107

通过以上问题获得的有关患者服用物质的情况，进一步询问他现在和过去物质依赖的状况。如果有证据表明当前存在物质滥用或依赖的问题，了解以前是否有单独的时期存在类似的问题（如："**自这个问题出现以来，是否有过一段时期你没有受到这个问题的困扰？**"）。对于每一个症状，使用下面的量表对它们的频率进行评估。如果需要的话，为目前存在的症状收集更为详细的信息。

0 —— 1 —— 2 —— 3 —— 4 —— 5 —— 6 —— 7 —— 8
无　　　轻微　　　　中度　　　严重　　极其严重

当前：因为服用_____导致：
过去：在_____（年）的时候，因为服用_____导致：

频率/严重性

	当前	过去
a. 需要服用大量_____才会兴奋或者才会达到想要的效果？		
b. 服用同样多的_____产生的效果显著减少？		
c. 暂时停止服用_____的时候出现不良症状？		
d. 为了减少停止服用_____所带来的不适感，需要服用其他物质？		
e. 服用的量或时间比你设想的要多或长？		
f. 发现难以减少或控制服用量？		
g. 在寻找或服用_____花费大量的时间，或花费大量的时间从它的影响中恢复过来？		
h. 因为_____，放弃工作、休闲或社会交往？		
i. 尽管你知道服用_____已经引起疾病或情绪上的问题，或使这些情况更为糟糕，但是还继续服用？		

2. 从总体上来看，服用＿＿＿＿＿＿＿在多大程度上影响了你的生活？（如日常事务、工作、社交活动）服用物质对你有多大的困扰？

当前：＿＿＿＿＿＿＿＿＿＿＿＿＿＿＿＿＿＿＿＿＿＿＿＿＿＿＿

过去：＿＿＿＿＿＿＿＿＿＿＿＿＿＿＿＿＿＿＿＿＿＿＿＿＿＿＿

影响程度：＿＿＿＿＿＿＿　困扰程度：＿＿＿＿＿＿＿

0 —— 1 —— 2 —— 3 —— 4 —— 5 —— 6 —— 7 —— 8

　　无　　　　轻微　　　　中度　　　　严重　　　极其严重

3a. 从什么时候起，服用＿＿＿＿＿＿＿对你来说成为一个问题/或者说服用＿＿＿＿＿＿＿引起了我们刚才提到的那些问题？（**注意：如果患者给出的起始时间模糊，应力图通过各种方式得到更确切的信息，例如把起始时间和客观的生活事件联系起来**）

当前：＿＿＿＿＿＿＿＿＿＿＿＿＿＿＿＿＿＿＿＿＿＿＿＿＿＿＿

过去：＿＿＿＿＿＿＿＿＿＿＿＿＿＿＿＿＿＿＿＿＿＿＿＿＿＿＿

起始时间：当前：＿＿＿＿＿＿年 ＿＿＿＿＿＿月

　　　　　过去：＿＿＿＿＿＿年 ＿＿＿＿＿＿月

b. 你能想起任何可能导致你出现该问题的事情吗？

当前：＿＿＿＿＿＿＿＿＿＿＿＿＿＿＿＿＿＿＿＿＿＿＿＿＿＿＿

过去：＿＿＿＿＿＿＿＿＿＿＿＿＿＿＿＿＿＿＿＿＿＿＿＿＿＿＿

c. 在这段时间里，你是否处于某种压力之下？

　　　　　　　　　　　　　　　　是＿＿＿＿＿＿　否＿＿＿＿＿＿

在这期间，你的生活中发生了什么事情？

当前：＿＿＿＿＿＿＿＿＿＿＿＿＿＿＿＿＿＿＿＿＿＿＿＿＿＿＿

过去：＿＿＿＿＿＿＿＿＿＿＿＿＿＿＿＿＿＿＿＿＿＿＿＿＿＿＿

在以下方面，你是否遇到了困难或变故？

(1) 家庭/人际关系：

当前：＿＿＿＿＿＿＿＿＿＿＿＿＿＿＿＿＿＿＿＿＿＿＿＿＿＿＿

过去：＿＿＿＿＿＿＿＿＿＿＿＿＿＿＿＿＿＿＿＿＿＿＿＿＿＿＿

(2) 工作/学业：

当前：＿＿＿＿＿＿＿＿＿＿＿＿＿＿＿＿＿＿＿＿＿＿＿＿＿＿＿

过去：＿＿＿＿＿＿＿＿＿＿＿＿＿＿＿＿＿＿＿＿＿＿＿＿＿＿＿

(3) 经济：

当前：＿＿＿＿＿＿＿＿＿＿＿＿＿＿＿＿＿＿＿＿＿＿＿＿＿＿＿

过去：_____

（4）法律问题：

当前：_____

过去：_____

（5）健康（自己/其他人）：

当前：_____

过去：_____

如果只是存在当前物质滥用/依赖的证据，转到 5。

4a. 从什么时候起，你停止服用_____？从什么时候起你可以减少或者控制服用_____，从而不再导致我们刚才提到的那些困难或问题？

　　缓解时间：_____年_____月

b. 你能想起使这个问题解决的原因吗？

　　_____

5. 除了目前这一阶段服用物质的情况，在这之前，是否有其他单独的时期存在类似问题？

　　　　　　　　　　　　　　　是_____　　否_____

如果是，返回初始检查中的 3（第 105 页）。

如果否，转到**心理障碍的精神病史和家族史**部分（第 111 页）。

心理障碍的精神病史和家族史

非器质性精神病/转换症状

1. 你是否曾经体验过身体功能的缺失或改变，例如瘫痪、疾病突然发作或剧烈的疼痛？　　　　是＿＿＿＿　　　否＿＿＿＿
   如果是，描述细节和时间阶段：＿＿＿＿＿＿＿＿＿＿＿＿＿

   ＿＿＿＿＿＿＿＿＿＿＿＿＿＿＿＿＿＿＿＿＿＿＿＿＿＿＿

2. 是否曾经有一段时间你有不一般的奇怪体验，比如：

a. 听到或看到别人没注意到的东西？　是＿＿＿＿　　否＿＿＿＿

b. 周围没人时你听到有人说话或交谈？

   　　　　　　　　　　　　　是＿＿＿＿　　否＿＿＿＿

c. 看到别人看不到的幻影？　　　　　是＿＿＿＿　　否＿＿＿＿

d. 感到有奇怪事情在你身边发生，人们正在做事情来考验、反对或伤害你，因此你感觉必须一直保持警觉？

   　　　　　　　　　　　　　是＿＿＿＿　　否＿＿＿＿

   如果以上任何一项回答为"是"，描述细节和时间阶段：＿＿＿

   ＿＿＿＿＿＿＿＿＿＿＿＿＿＿＿＿＿＿＿＿＿＿＿＿＿＿＿

   ＿＿＿＿＿＿＿＿＿＿＿＿＿＿＿＿＿＿＿＿＿＿＿＿＿＿＿

心理障碍的家族史

1. 在你的直系家属中（比如父亲、母亲、兄弟姐妹），有人因焦虑、抑郁、物质滥用或别的此类问题接受治疗或住院，或有这种问题但没寻求治疗吗?

是_____ 否_____

如果是，具体说明：_____

2. 询问下面的每一位（障碍的类型、发生日期、治疗性质）：

障碍　　　　　日期　　　　　治疗

a. 母亲_____

b. 父亲_____

c. 姐妹_____

d. 兄弟_____

e. 外祖父母_____

f. 祖父母_____

g. 其他（比如叔叔、姑姑）_____

用药/治疗历史

Ⅰ. 心理学/精神病学的治疗历史

1a. 你曾经因焦虑、抑郁、物质滥用或别的情绪问题入院治疗吗?

是_____ 否_____

日期　　　医院/医生　　　原因　　　治疗/药物

_____

_____

b. 你曾经因情绪或个人困扰接受任何门诊治疗或评估吗?

日期　　　诊所/医生　　　原因　　　治疗/药物

_____

_____

2a. 你当前因焦虑、抑郁或别的情绪问题服药吗?（包括安眠药）

是_____ 否_____

日期　　　　　诊所/医生　　　　原因　　　　　治疗/剂量

_____

_____

_____

b. 你曾经因焦虑、抑郁或别的情绪问题服药吗？（包括安眠药）

是_____ 否_____

日期　　　　　诊所/医生　　　　原因　　　　　药物/剂量

_____

_____

_____

如果当前或过去有服用精神科药物的历史，询问：

c. 你是否曾经历过药物带来的问题，比如副作用或行为退缩等？

是_____ 否_____

如果是，具体说明：_____

Ⅱ. 用药历史

1a. 身高_____ **b.** 体重_____

2a. 你是否定期到内科医生/诊所及医院那里接受药物治疗或身体检查等？

是_____ 否_____

医生或诊所、医院的名称/地址：

_____

_____

b. 你现在因身体疾病或状况不好接受治疗了吗？

是_____ 否_____

如果是，具体说明：_____

3a. 你最近一次体检是什么时候？_____

b. 体检结果是什么？_____

4a. 你曾经因身体健康的问题入院治疗吗？

是_____ 否_____

心理障碍的精神病史和家族史

日期　　　　医院/医生　　　　原因　　　　备注/并发症

_____

_____

b. 你曾经做过手术或被建议接受手术治疗吗?

是_____　否_____

日期　　　　门诊/医生　　　　原因　　　　备注/并发症

_____

_____

c. 你曾经遭受过脑震荡或任何颅脑损伤吗?

是_____　否_____

日期　　　　门诊/医生　　　　原因　　　　备注/并发症

_____

_____

5. 你是否曾被诊断为:

	是	否	日期	注释
a. 糖尿病	____	____	____	____
b. 心脏病	____	____	____	____
c. 高/低血压	____	____	____	____
d. 癫痫症	____	____	____	____
e. 癌症	____	____	____	____
f. 甲状腺疾病	____	____	____	____
g. 其他激素问题	____	____	____	____
h. 哮喘	____	____	____	____
i. 其他呼吸道问题	____	____	____	____
j. 偏头痛	____	____	____	____
k. 中风	____	____	____	____
l. 溃疡/肠胃问题	____	____	____	____
m. 血液病	____	____	____	____
n. 艾滋病毒感染/艾滋病	____	____	____	____
o. 任何其他疾病	____	____	____	____

p. 你的某种疾病（比如高血压、心脏病、癌症）是否有家族（比如父亲、母亲、同胞）病史?

是_____　否_____

如果是，具体说明：_____

6. **你对什么（比如干草片，青霉素，药物等）过敏吗？**

是_____ 否_____

如果是，具体说明：_____

7. **你吸烟吗？**

如果是，_____包/天 烟龄：_____

8. **最近 5 年你做下面的检查了吗？这些检查结果表明有什么异常吗？**

	是	否	日期	结果
a. 心电图	_____	_____	_____	_____
b. 脑电图、脑扫描、EMI 身体扫描				
	_____	_____	_____	_____
c. CT 或类似扫描				
	_____	_____	_____	_____
d. 胸透	_____	_____	_____	_____
e. 血液化验	_____	_____	_____	_____
f. 尿检	_____	_____	_____	_____

9. **女性：**

a. **上次月经周期的开始日期：_____**

b. **是否怀孕？** 是_____ 否_____

c. **有妇科疾病、流产等病史吗？** 是_____ 否_____

如果是，具体说明：_____

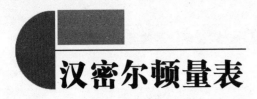

汉密尔顿量表

1. 所有的项目都是对过去一个月的情况的评估。

2. 相近的焦虑和抑郁项目包含相似的症状范围，可在一起评估。请参考项目中的评估建议。

3. 汉密尔顿抑郁量表的项目得分，根据每个项目下的描述进行评估。

4. 汉密尔顿焦虑项目按以下等级评估：

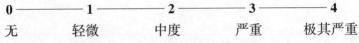

0	1	2	3	4
无	轻微	中度	严重	极其严重

在评估症状等级时，评估者应该考虑到患者通常的症状水平以及恐惧或惊恐对日常生活功能的干扰程度。例如，若惊恐频繁地发作或暴露于恐惧的情境发生地，最后的评估结果应该比不频繁的情况得分要高些。

汉密尔顿焦虑量表评分:

0 —————— 1 —————— 2 —————— 3 —————— 4

无　　　轻微　　　中度　　　严重　　极其严重

汉密尔顿焦虑　　　__严重程度__　　　汉密尔顿抑郁
　　　　　　　　　　　　　　　　　　（圈出合适的项目）

1. 焦虑心境：你为很多极
　 其微小的事情担心吗?
　　　　　　　　　　　1个月

　 担心 ………… _____
　 有最坏的预期 ………
　　　　　　 ………… _____
　 疑惧 ………… _____
　 易激惹 ……… _____

　　　　　　　　　　　_____

2. 紧张:
　　　　　　　　　　　1个月

　 紧张感 ……… _____
　 易疲劳 ……… _____
　 不能放松 …… _____
　 激动 ………… _____
　 容易哭泣 …… _____
　 颤抖 ………… _____
　 焦躁不安 …… _____

　　　　　　　　　　　_____

3. 恐惧：评估具体恐惧的
　 程度和暴露频率

　　　　　　　　　　　1个月

　　　　　　_____

10. 精神性焦虑:
　 1 没有困难
　 2 主观紧张和易怒
　 3 为小事情担心
　 4 表情和言谈中流露出
　 　 明显忧虑
　 5 无须问到就自发地表
　 　 达恐惧

汉密尔顿焦虑量表评分：

0 ——————— 1 ——————— 2 ——————— 3 ——————— 4
无　　　　轻微　　　　中度　　　　严重　　　极其严重

汉密尔顿焦虑　　　严重程度　　　汉密尔顿抑郁
　　　　　　　　　　　　　　　　（圈出合适的项目）

4. **失眠**：你睡得怎样？ 　　　　　　　　1个月 难以入睡 ………… 　　　　………… ＿＿ 易醒 ……… ＿＿ 睡眠质量不高，醒后 疲倦 ……… ＿＿ 多梦 ……… ＿＿ 噩梦 ……… ＿＿ 夜惊 ……… ＿＿	4. 入睡困难（初段失眠）： 　1 很容易入睡 　2 有时入睡困难，上床 半小时后仍不能入睡 　3 每晚均有入睡困难 5. 睡眠不深（中段失眠）： 　1 没有困难 　2 患者抱怨休息不好， 易被打扰 　3 半夜曾醒来，因各种 原因起床三次（不包括 上厕所） 6. 早醒（末段失眠）： 　1 没有困难 　2 凌晨醒来，但能重新 入睡 　3 早醒后无法重新入睡　＿＿
5. **思维、认知**：在工作、读书、看电视的时候，焦虑使你注意力不能集中吗？ 　　　　　　　　1个月 难于集中注意力，大脑空白 …… ＿＿ 记忆力差 … ＿＿	8. 反应迟缓：指思维和言语缓慢，注意力难以集中，主动性减退 　1 正常表达和思考 　2 精神检查中发现轻度反应迟缓 　3 精神检查中发现明显反应迟缓 　4 精神检查进行困难 　5 完全不能回答问题（木僵）　＿＿

汉密尔顿焦虑量表评分：

0 ——————— 1 ——————— 2 ——————— 3 ——————— 4

无　　　　轻微　　　　中度　　　　严重　　　极其严重

汉密尔顿焦虑　　　严重程度　　　　汉密尔顿抑郁
　　　　　　　　　　　　　　　　（圈出合适的项目）

7. 全身症状，肌肉系统：

　　　　　　　　　　　1个月

肌肉酸痛 ……… _____
肌肉僵硬 ……… _____
肌肉痉挛 ……… _____
肢体抽动 ……… _____
牙齿打颤 ……… _____
声音发抖 ……… _____

8. 全身症状，感觉系统：

　　　　　　　　　　　1个月

耳鸣 ……………… _____
视物模糊 ………… _____
忽冷忽热 ………… _____
寒战 ……………… _____
软弱无力感 ……… _____
刺痛感 …………… _____

9. 心血管系统症状：

　　　　　　　　　　　1个月

心跳过速 ……… _____
心悸 …………… _____
胸痛 …………… _____
脉搏跳动感 …… _____
晕眩感 ………… _____
心搏脱漏 ……… _____

10. 呼吸系统症状：

　　　　　　　　　　　1个月

胸闷 ………… _____
窒息感 ……… _____
叹息 ………… _____
呼吸困难 …… _____

13. 全身症状：四肢，背部或颈部沉重感，背痛、头痛、肌肉疼痛，全身乏力或疲倦
1 无
2 轻微
3 症状明显

汉密尔顿量表

119

汉密尔顿焦虑量表评分：

0 ———— 1 ———— 2 ———— 3 ———— 4

无　　　轻微　　　中度　　　严重　　极其严重

汉密尔顿焦虑　　严重程度　　　汉密尔顿抑郁
（圈出合适的项目）

11. 胃肠道症状：

　　　　　　　一个月

吞咽困难 ……………

………… _____

嗳气 ……… _____

消化不良（进食后腹痛、腹胀、恶心、胃部饱胀感）…………

……… _____

肠动感、肠鸣 ………

……… _____

腹泻 ……… _____

体重减轻 …………… _____

便秘 ……… _____

12. 胃肠道症状：

1 无

2 食欲减退，但不需他人鼓励便自行进食；腹部有沉重的感觉

3 进食需他人催促，要求或需要使用泻药或助消化药

16. 体重减轻：

A. 按病史评估：

1 没减轻

2 患者诉述可能有与当前疾病有关的体重减轻

3 肯定减轻

B. 按体重记录评估：

1 一周内体重减轻不超过0.5千克

2 一周内体重减轻超过0.5千克

3 一周内体重减轻超过1千克

用 A 或 B 评估，不同时使用 _____

12. 生殖泌尿系统症状：

　　　　　　　一个月

尿频 ………… _____

尿急 ……… _____

性功能障碍 …………

………… _____

14. 性症状：你的心情影响性欲或性功能吗？例如：性欲减退、月经紊乱

1 无

2 轻微

3 严重

汉密尔顿焦虑量表评分：

0 ——— 1 ——— 2 ——— 3 ——— 4

无　　　　轻微　　　中度　　　严重　　极其严重

汉密尔顿焦虑　　**严重程度**　　汉密尔顿抑郁
　　　　　　　　　　　　　　　　（圈出合适的项目）

13. 植物神经系统症状：
一个月
口干 ………… ＿＿＿
潮红/苍白 … ＿＿＿
紧张、易出汗 ………
……… ＿＿＿
紧张性头痛 ……
……… ＿＿＿
汗毛竖起 …… ＿＿＿

11. 躯体性焦虑：
1 无
2 轻微
3 中度
4 严重
5 伴随焦虑的生理异常症状，比如：出汗，叹气；
肠道：口干、腹胀、消化不良、腹泻、打嗝、腹绞痛。
心血管：心悸、头痛、过度换气、尿频。

14. 晤谈时行为表现：
一般表现：
紧张、不能放松、忐忑不安，紧紧握拳、玩指头、面肌抽动、焦躁、踱步、手发抖、皱眉、表情僵硬、肌张力高，叹气样呼吸、面色苍白
行为（生理）表现：
吞咽、打嗝、安静时心率快、呼吸快（20次/分以上）
结合一般和生理表现综合判断

汉密尔顿量表

121

汉密尔顿焦虑量表评分：

0 —————— 1 —————— 2 —————— 3 —————— 4

　无　　　　轻微　　　　中度　　　　严重　　　极其严重

汉密尔顿焦虑　　　严重程度　　　　　汉密尔顿抑郁
　　　　　　　　　　　　　　　　　　（圈出合适的项目）

6. 抑郁心境：您是否有时会沮丧、忧郁、悲伤或苦恼？这些感觉是如何影响您对自己的看法和对未来的期望的？ 　　　　　一个月 失去兴趣 ……… ＿＿ 缺乏业余爱好带来的乐趣 ……… ＿＿ 抑郁 ……… ＿＿ 早醒 ……… ＿＿ 昼重夜轻 ……… ＿＿ 在对汉密尔顿抑郁量表的第 1、2、7、18、22、23、24、3 项作出评分之后，再对此项进行评分	1. 心情沮丧：悲伤、无望感、无助感、无价值感 1 无 2 这些感觉只在病人被问及时显现 3 这些感觉在病人报告的言语中提及 4 这些感觉从交流中的非语言信号表达出来，如面部表情、肢体语言、声音语调、话语哽咽等 5 病人只在报告中无意识地通过其言语或非言语信息流露出上述感觉

汉密尔顿焦虑	汉密尔顿抑郁 （圈出合适的项目）
接第 6 项	2. <u>负罪感</u>：您对过去的错误耿耿于怀吗？ 1 无 2 自责、认为自己让人们失望了 3 内疚，或反思过去的错误或失误 4 认为现在生病是对自己的一种惩罚，或有罪恶妄想 5 罪恶妄想伴有指责或威胁性幻觉 7. <u>工作和其他活动</u>：您是否发现很难开始做某事，或对通常喜欢的事情失去兴趣？（不包括恐惧焦虑的回避行为） 1 无困难 2 认为或感觉自己无能为力，对日常事务、工作或业余爱好容易倦怠或无精打采 3 对爱好和工作失去兴趣——或者直接表现为对工作和爱好倦怠，或者表现为犹豫不决、左右摇摆（觉得自己是被迫做这些事情的） 4 参加社会生产的实际时间减少。如果病人住院，并且不是每天至少有 3 小时参加活动（医院中分配的工作或活动），那么对这一项目的评估等级为 4 5 因为目前的疾病而停止工作。如果病人住院，并且除了做些病房中的杂务之外不做其他事情，或者没有他人帮助连这些杂务也不做的话，对这一项目的评价等级为 5
在对汉密尔顿抑郁的第 1、2、7、18、22、23、24、3 项作出评分之后，再对此项进行评分	18. <u>昼夜波动</u>： 　上午　下午 　1　　　1　　　无 　2　　　2　　　轻微 　3　　　3　　　严重 如果抑郁的症状在上午或者下午更严重，请标出在哪个阶段更严重，并评估变化的严重等级

汉密尔顿焦虑

汉密尔顿抑郁
（圈出合适的项目）

接第6项	22. 无助感：您是否觉得很难完成一些简单的事情或自己的日常事务？ 1 无此现象 2 这种主观感受只在访谈中被引发出来 3 病人主动提及他有无助感 4 需要鼓励、指导和安慰才能完成病房事务或个人卫生事务 5 在穿衣、梳洗、进食、铺床和个人卫生等方面还需要他人的帮助 23. 无望感：您是否有时怀疑事情不会往好的方向发展？ 1 无此现象 2 时不时地会对"事情会有所改善的"产生怀疑，但这种疑虑能被消除 3 总是有种"无望感"，但解释后也能消除这种疑虑 4 表达出气馁、绝望、对未来悲观等，而且无法消除这些感觉 5 自发并不恰当地坚持认为"我永远也好不起来"或其他类似想法 24. 无价值感：这些问题怎样影响了您的自尊？您对自己感觉如何？ 从轻微地丧失自尊、感觉低人一等、自我贬低到妄想自己无价值 1 无此现象 2 无价值感（丧失自尊）只有在被问及时才能感觉到 3 在报告中自然流露出无价值感（丧失自尊） 4 与等级3有程度上的区别：病人主动地提及自己"不好"、"低人一等"等 5 妄想自己无价值：如"我就是一堆垃圾"或其他类似想法

第6项的评分
——

汉密尔顿焦虑　　　　　　　汉密尔顿抑郁
　　　　　　　　　　　　　（圈出合适的项目）

接第6项	3. 自杀：您是否曾觉得没有活着的必要了，或曾想到自杀？ 如果是，都有什么样的想法？ 1 无 2 觉得活着没有意思 3 希望自己死了或想到其他关于自己可能死亡的想法 4 有自杀的念头或倾向 5 有自杀行为（有任何试图自杀的行为，都评估为等级5）
第 6 项 的评分 ＿＿＿	
	15. 疑病症：您是否非常担心自己的健康问题？ 　1 无此现象 　2 关注自我（身体上的） 　3 反复思考自己的健康问题 　4 经常诉苦、要求帮助等 　5 疑病妄想
	17. 自知力： 1 知道自己心情不好而且生病了 2 知道自己生病，但把这归因于伙食太差、气候问题、工作过度、病毒感染、缺乏休息等 3 根本不承认自己有病 如果不抑郁，评1分
	19. 人格解体和现实感丧失： 　1 无 　2 轻微（如有不真实感、虚无妄想） 　3 中度 　4 严重 　5 丧失正常生活能力

汉密尔顿量表

125

汉密尔顿焦虑　　　　　　　　　　汉密尔顿抑郁
　　　　　　　　　　　　　　　　（圈出合适的项目）

	20. 偏执症状： 　　1 无 　　2 多疑 　　3 牵强附会 　　4 关联妄想和被害妄想 　　5 出现幻觉、有被迫害幻觉
	21. 强迫思维和强迫行为： 　　1 无 　　2 中度 　　3 严重
	9. 激越： 　　1 无 　　2 "玩弄"自己的手或头发等 　　3 搓手、咬指甲、拉头发、咬嘴唇
汉密尔顿焦虑总分 ＿＿＿＿＿	合计＿＿＿＿ 　　　　　　修正＿＿－24 　　汉密尔顿抑郁总分＿＿＿＿

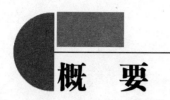

概　要

您主要想就什么问题得到帮助？您主要希望做出什么改变？

_____

_____

_____

_____

是否还有其他问题我们没有涉及或没有充分地说明？

_____

_____

_____

_____

精神状态

_____

_____

_____

访谈行为

_____

_____

_____

备注

_____

_____

_____

简要说明

这一部分应该包括当前的疾病、病史、诊断印象等

临床医生/治疗师的评估和诊断

无	轻微	中度	严重	极其严重
0 —— 1 ——	2 —— 3 ——	4 —— 5 ——	6 —— 7 ——	8
无	轻微的困扰/	可确定的困扰/	明显困扰/	极其严重的困扰/
	不是真的能力丧失	能力丧失	能力丧失	能力丧失

目前 *DSM-Ⅳ* 诊断结果

	主要症状	严重程度	其他症状	严重程度
轴1：	_____	_____	_____	_____
			_____	_____
			_____	_____
			_____	_____

轴2： _____

轴3： _____

轴4：严重性： _____   持续时间： _____

　　　压力源： _____

轴5：当前状况： _____   去年的状况： _____

以前的 *DSM-Ⅳ* 诊断结果

诊断结果	严重程度	发作日期	缓解日期
_____	_____	_____	_____
_____	_____	_____	_____
_____	_____	_____	_____

汉密尔顿焦虑： _____   汉密尔顿抑郁： _____

时间：开始 _____   结束 _____

诊断的确信程度（0—100） _____   如果评分≤70，请作出说明：

_____

_____

概要

129

Anxiety Disorders Interview Schedule for *DSM-IV* , Lifetime Version, Client Interview Schedule by Peter A. DiNardo, Timothy A. Brown, David H. Barlow
ISBN: 9780195183894
Copyright © 1994 by Graywind Publications Incorporated.

Anxiety Disorders Interview Schedule for *DSM-IV* , Lifetime Version, Client Interview Schedule was originally published in English in 1994. This translation is published by arrangement with Oxford University Press.

Simplified Chinese version © 2009 by China Renmin University Press.

图书在版编目（CIP）数据

焦虑障碍晤谈诊断手册/（美）布朗等著；刘兴华等译．
北京：中国人民大学出版社，2009
（有效的疗法——认知行为治疗丛书/主编王建平）
ISBN 978-7-300-11469-9

Ⅰ．焦…
Ⅱ．①布… ②刘…
Ⅲ．焦虑-诊断-手册
Ⅳ．R749.704-62

中国版本图书馆 CIP 数据核字（2009）第 216107 号

有效的疗法——认知行为治疗丛书
主编　王建平　　副主编　张宁　孙宏伟
焦虑障碍晤谈诊断手册
　　　彼得·A·迪那多
〔美〕蒂莫西·A·布朗　著
　　　戴维·H·巴洛
刘兴华　等译
Jiaolü Zhang'ai Wutan Zhenduan Shouce

出版发行	中国人民大学出版社			
社　　址	北京中关村大街 31 号		**邮政编码**	100080
电　　话	010 - 62511242（总编室）		010 - 62511770（质管部）	
	010 - 82501766（邮购部）		010 - 62514148（门市部）	
	010 - 62515195（发行公司）		010 - 62515275（盗版举报）	
网　　址	http://www.crup.com.cn			
	http://www.ttrnet.com（人大教研网）			
经　　销	新华书店			
印　　刷	天津中印联印务有限公司			
规　　格	160 mm×230 mm　16 开本		**版　　次**	2010 年 1 月第 1 版
印　　张	9 插页 1		**印　　次**	2018 年 8 月第 3 次印刷
字　　数	126 000		**定　　价**	25.00 元